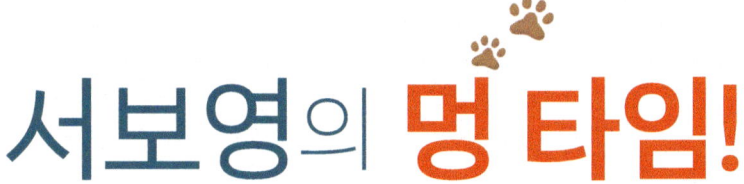

**서보영의 멍 타임!**
강아지와 함께 교감하는 서보영의 도그요가

**초판 1쇄 발행** 2025년 9월 19일

**지은이** 서보영
**펴낸이** 장길수
**펴낸곳** 지식과감성#
**출판등록** 제2012-000081호

**교정** 김지원, 이주희
**디자인** 정윤솔
**편집** 정윤솔
**검수** 이주연, 이헌
**마케팅** 김윤길

**주소** 서울시 금천구 벚꽃로298 대륭포스트타워6차 1212호
**전화** 070-4651-3730~4
**팩스** 070-4325-7006
**이메일** ksbookup@naver.com
**홈페이지** www.knsbookup.com

ISBN 979-11-392-2804-5(13510)
값 16,000원

- 이 책의 판권은 지은이에게 있습니다.
- 이 책 내용의 전부 또는 일부를 재사용하려면 반드시 지은이의 서면 동의를 받아야 합니다.
- 잘못된 책은 구입하신 곳에서 바꾸어 드립니다.

지식과감성#
홈페이지 바로가기

# 서보영의 멍 타임!

### 강아지와 함께 교감하는 서보영의 도그요가

서보영 지음

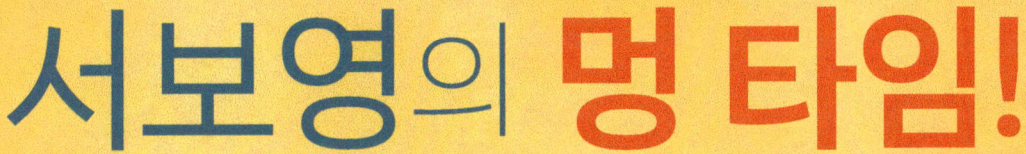

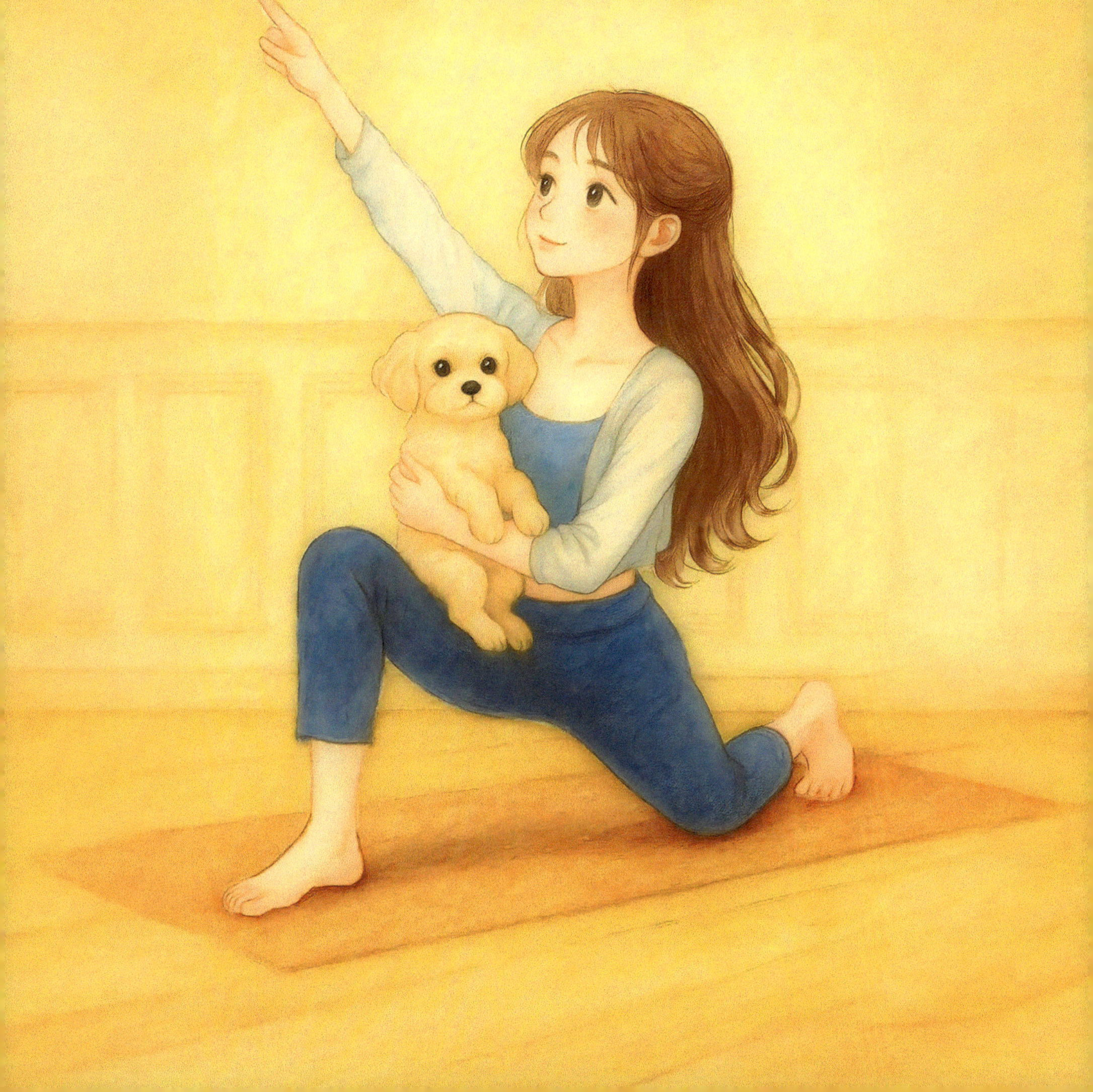

# 프롤로그

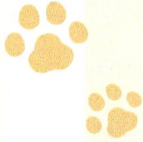

요가원을 운영하며 강아지와 함께한 지 어느덧 2년이 흘렀습니다. 제가 키우는 강아지 크림이는 '말티푸'라는 종으로, 생후 2개월이 되던 때를 제외하곤 매일 요가원에 함께 출근하며 저와 하루를 보내고 있습니다.

크림이 이전에도 저는 강아지를 키운 경험이 있습니다. 그 아이는 슬개골이 약하고 근육량도 부족해서, 기운 없이 몇 년을 보내다 무지개다리를 건넜습니다.
그 아이를 제대로 지켜 주지 못한 아쉬움이 오랫동안 마음속에 남아 있었고, 그래서 이번에는 크림이를 더 건강하고, 맑고, 밝게 키우고 싶었습니다.

저는 직업 특성상 강아지와 함께할 수 있는 시간이 많지만, 대부분의 보호자분들은 긴 직장 생활이나 바쁜 일상 때문에 강아지가 하루 종일 혼자 있는 시간이 많을 거라 생각합니다.

그런 현실을 떠올릴 때마다 늘 안타까운 마음이 들었습니다.

크림이는 어릴 때부터 요가원에서 자라며 사람들과 교감하고 스스로의 움직임에 익숙해졌습니다. 작은 체구지만 균형을 잘 잡고, 코어 힘도 좋아 점프 실력도 뛰어납니다.

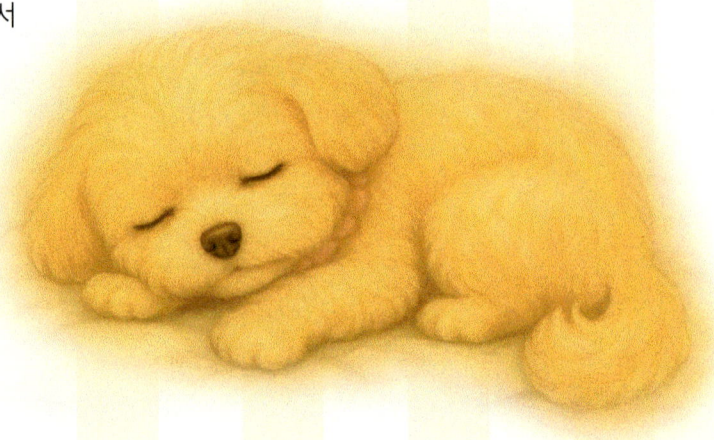

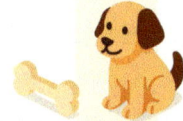

어느 날 한 수강생이 물었습니다.
"선생님 강아지는 어떻게 이렇게 살이 안 찌고 몸이 단단한가요?"

그 질문을 계기로 생각하게 되었습니다. 많은 반려인들이 가장 바라는 것은 병원에 자주 가지 않아도 되는, 건강한 반려견과의 일상이 아닐까요? 이 책은 저의 요가 경력, 강아지를 함께 키워 온 경험, 그리고 도그요가를 통해 얻은 실질적인 노하우를 모아 반려견의 건강, 보호자의 마음, 둘 사이의 유대와 교감을 더 깊고 따뜻하게 만들어 줄 수 있는 실천법을 담았습니다.

혼자 있는 시간이 많은 강아지, 비만이나 운동 부족이 걱정되는 아이, 마음을 나누고 싶은 보호자에게 이 책이 작은 위로이자 새로운 가능성으로 닿기를 바랍니다.

우리 모두의 일상이 반려견과 더 건강하고, 행복하고, 사랑스러워지길 바라며 이 책을 세상에 선물합니다.

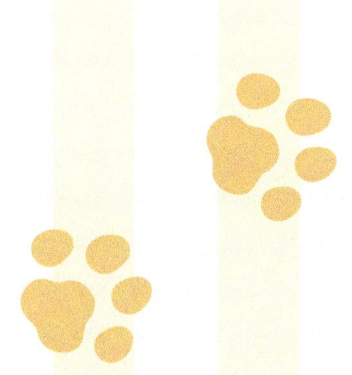

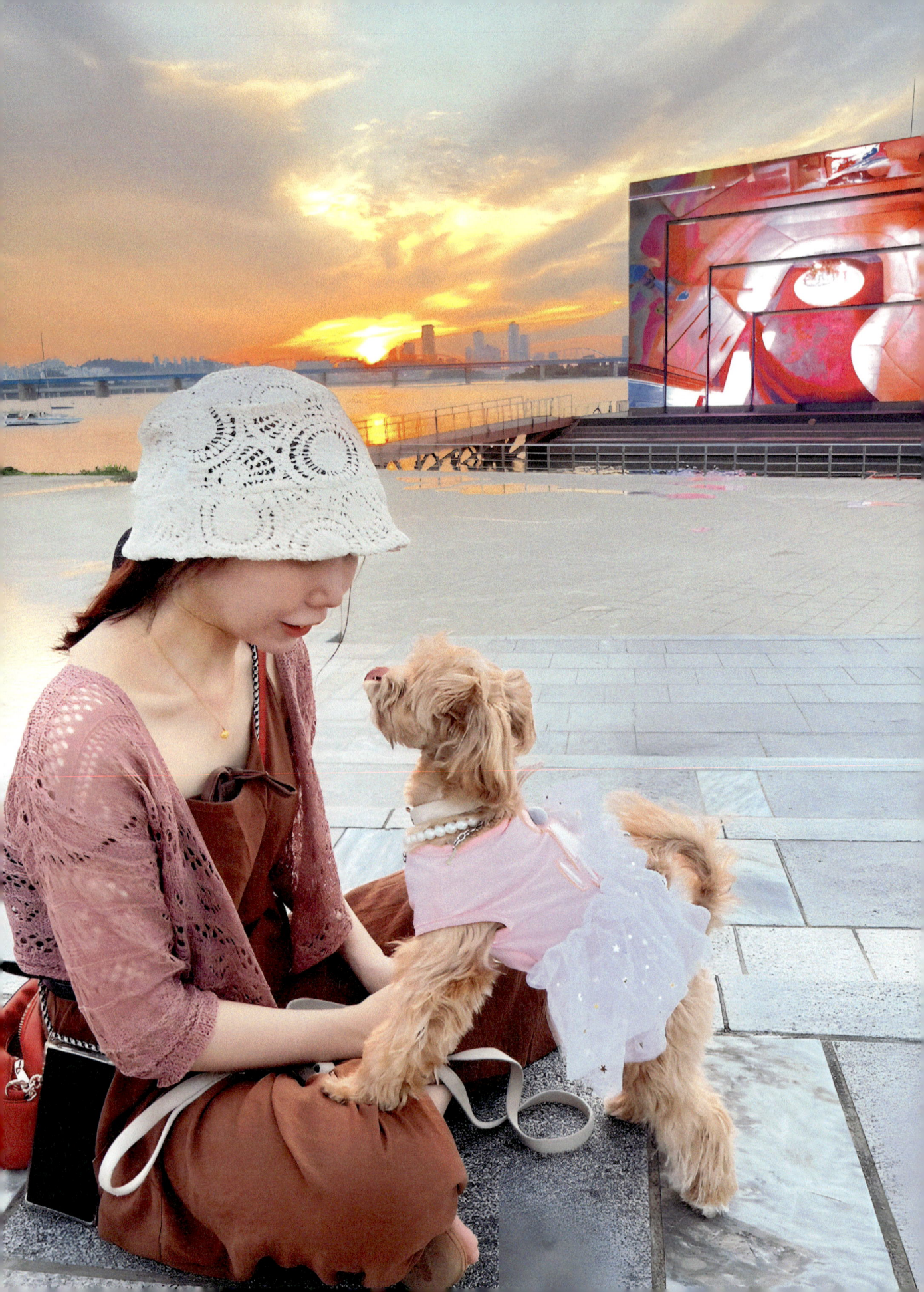

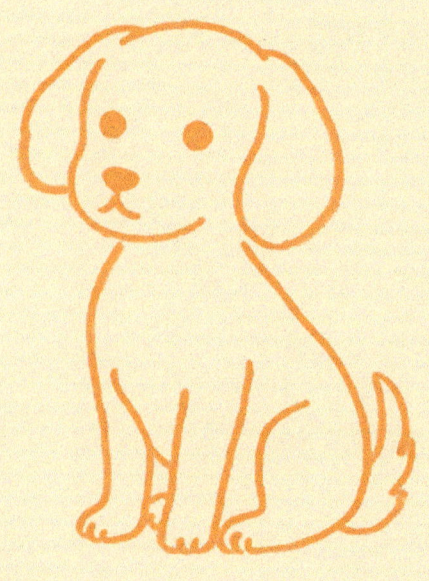

"성격과 상태에 따라 골라 하는 우리 강아지 맞춤 힐링 요가.
슬개골 탈구 예방부터 소심한 아이 마음 열기까지,
반려견과 교감하며 건강해지는 도그요가."

# 목차

## 1부  도그요가란?

1. 도그요가의 정의와 역사   12
2. 사람과 반려견이 함께하는 도그요가의 의미   14
3. 도그요가가 주는 몸과 마음의 효과
   — 반려견과 보호자 모두에게 유익한 웰니스 루틴   18

## 2부  도그요가 시작 전 준비

1. 반려견의 관절 구조와 도그요가의 역할
   — 관절 보호와 근육 밸런스를 위한 과학적 기초   27
2. 도그요가를 위한 안전한 공간 만들기
   — 강아지가 마음을 놓고 쉴 수 있는 요가 공간 세팅법   31
3. 도그요가를 위한 보호자의 마음가짐   35
4. 도그요가 전후 루틴
   — 준비부터 마무리까지, 반려견을 위한 사려 깊은 루틴 만들기   38

## 3부  성격·유형별 우리 강아지 맞춤 요가

1. 에너지가 넘치는 강아지를 위한 도그요가 루틴   44
2. 소심하고 겁 많은 강아지를 위한 도그요가 루틴   58
3. 슬개골 탈구를 조심해야 하는 강아지를 위한 도그요가 루틴   68
4. 시니어 강아지를 위한 도그요가   78
5. 독립적이고 마이페이스인 강아지를 위한 도그요가
   — 강요 없이, 자연스럽게 '함께 있는 것'이 곧 요가   92

## 4부   보호자도 함께 건강해지는 요가 루틴

### — 반려견을 안고, 바라보며, 함께 쉬는 당신만의 웰니스 루틴

1. 무릎 관절 & 허리 부담을 줄이는 요가     104
2. 강아지를 안고 할 수 있는 코어 강화 요가     107
3. 반려견과 눈을 마주하며 하는 호흡 명상     111
4. 보호자의 스트레스 완화 & 감정 안정 요가     112
5. 보호자의 근력 상승! 난이도 중상급 도그요가     114

## 5부   상황별 실전 도그요가 루틴

### — 하루의 순간마다, 강아지와 함께하는 요가가 있습니다

1. 아침을 여는 10분 교감 요가     130
2. 산책 후 쿨다운 요가     131
3. 비 오는 날 실내 놀이형 요가 – 등 위의 꼬리별(Tabletop with Puppy)     132
4. 목욕 후 안정 유도 루틴     143
5. 분리불안 완화를 위한 저녁 쉼 요가     144
6. 유대감을 깊게 만드는 나란히 눕기 자세     145

## 부록

1. 우리 강아지 성격 유형 MBTI 테스트     152
2. 요가 소도구를 강아지 장난감으로 활용한 요가     155
3. 슬개골 탈구 예방법 – 소형견 보호자라면 꼭 알아야 할 무릎 건강 수칙     157
4. 요가 전·후 체크리스트
    — 보호자와 반려견을 위한 도그요가 준비 체크 & 마무리 체크     158
5. 도그요가 클래스 안내(체험/온라인 클래스 팁 포함)     159

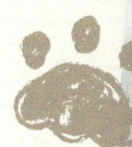

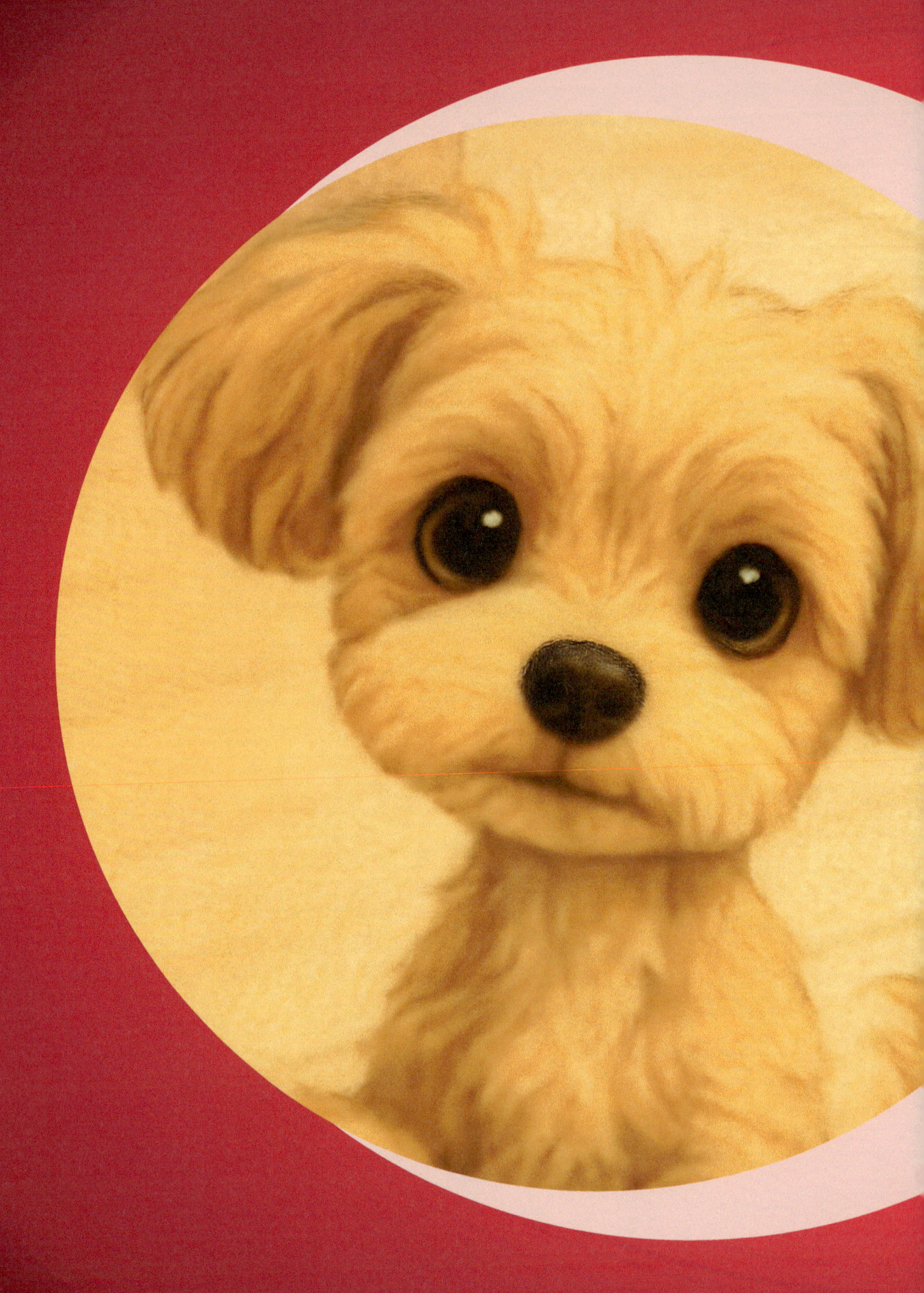

1부

# 도그요가란?

나 요가 좋아!
누워있으면 엄마가 자꾸
만져주고, 배도 쓰다듬어주고,
간식도 주잖아! 히히

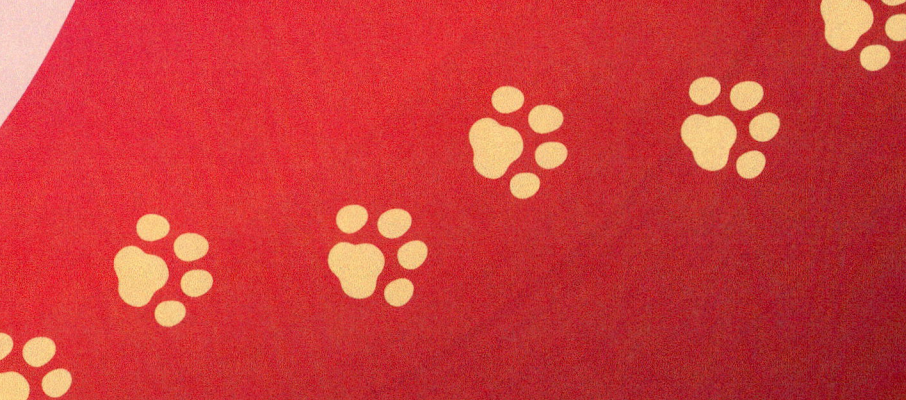

# 1.
# 도그요가의 정의와 역사

세상에서 가장 사랑스러운 요가 시간, 도그요가

작은 발소리가 살랑살랑 다가오고, 따뜻한 눈망울로 나를 바라보는 우리 강아지.
요가매트 위에서 마주한 그 눈빛 하나로, 오늘의 요가가 특별해집니다.
'도그요가(Dog Yoga)'는 반려견과 보호자가 함께 호흡하고
움직이며 교감하는 힐링 요가 예요.
내 몸을 아끼듯, 반려견의 마음도 함께 어루만지는 아주 특별한 시간입니다.

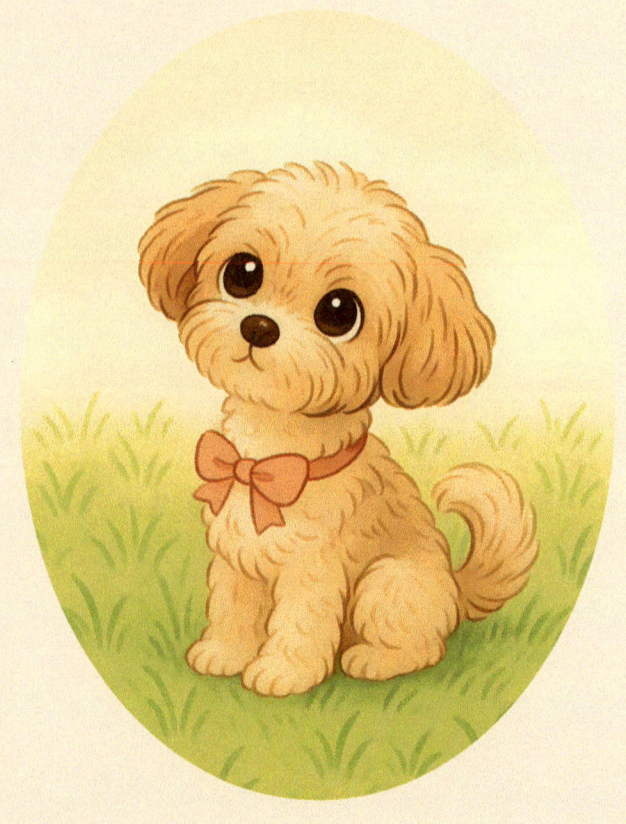

## 🐾 도그요가의 정의와 시작 이야기

도그요가는 Dog + Yoga의 합성어로, 반려견과 보호자가 함께 하는 요가를 말해요.
처음엔 그냥 곁에 있던 강아지가 어느 날 조용히 요가 매트에 올라온 게 시작이었죠.
"내가 요가할 때마다 강아지가 따라와서, 함께 해보기로 했어요."
이 한마디로 도그요가가 세상에 첫발을 내딛었답니다.


## 🐾 한국에서의 도그요가

한국에는 2010년대 초부터 도그요가가 도입되었고, 점점 인기를 얻고 있어요.
최근에는 강아지의 체형 교정, 노령견 건강 요가, 교감 마사지 등
더 세분화되고 전문적인 도그요가 클래스도 생겨나고 있답니다.

지금은 요가원이 아닌 집에서도, 조용한 공원에서도
강아지와 함께 도그요가를 즐기는 사람들이 늘고 있어요.

## 2.
# 사람과 반려견이 함께하는 도그요가의 의미

도그요가는 보호자와 반려견이 눈을 맞추고, 숨을 맞추고, 마음을 맞추는 시간입니다.
몸의 움직임과 호흡을 함께 나누며, 서로의 마음을 느끼고
온전히 현재에 집중하게 하지요.

이 시간 속에서 우리는 일상의 분주함을 내려놓고, 그저 사랑하는 존재와 함께하는 기쁨에 잠깁니다.
반려견과 마주하며 나누는 시선과 미소, 따뜻한 온기는 마음 깊숙이 평온을 안겨줍니다.

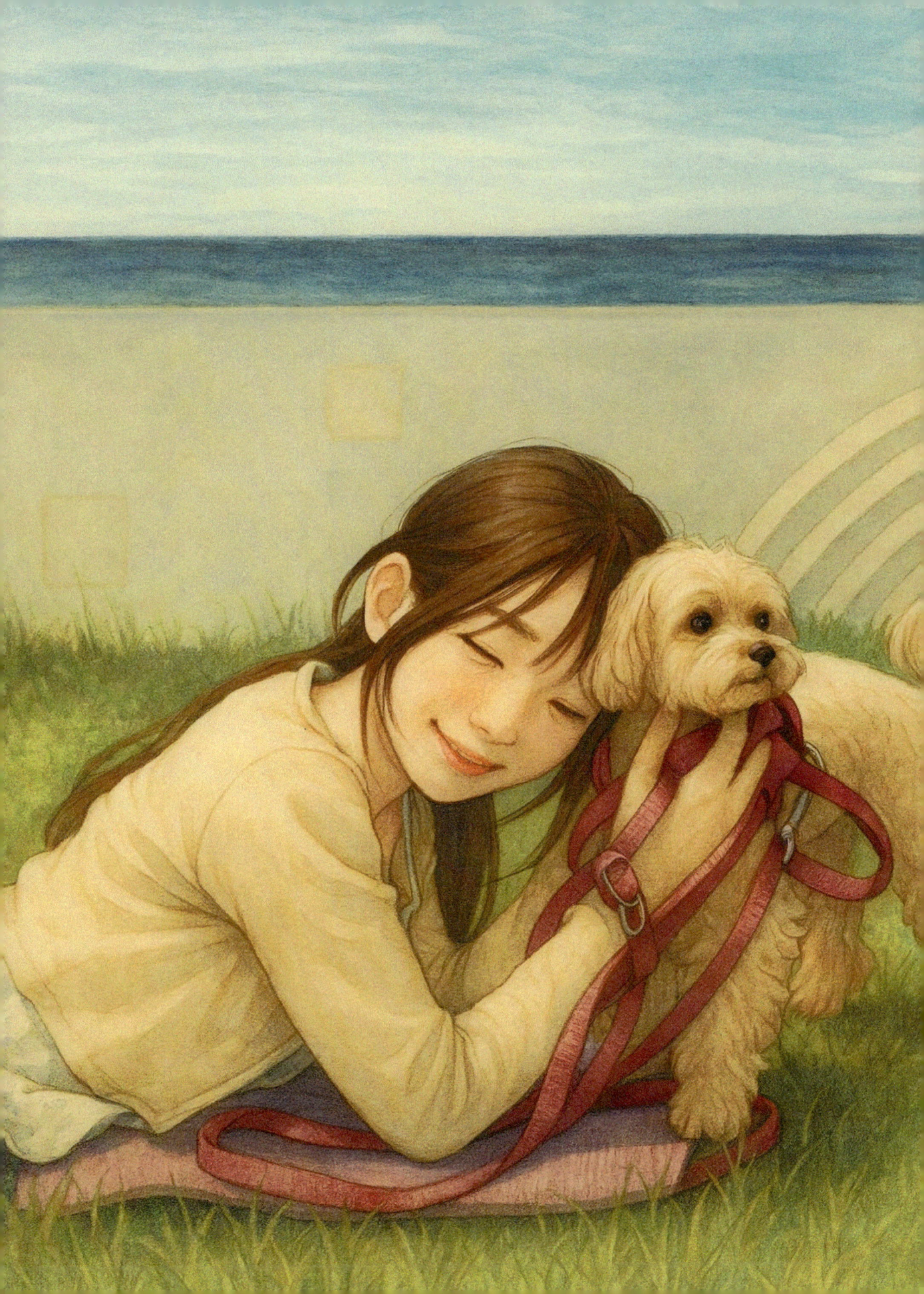

## 🐾 반려견은 보호자의 마음을 그대로 비춥니다

강아지는 보호자의 표정과 마음을 거울처럼 따라합니다.
내가 편안하면 아이도 편안해지고, 내가 긴장하면 아이도 경직되지요.
서로의 시선이 맞닿는 순간, 몸속에서는 '사랑의 호르몬'이라 불리는 옥시토신이 분비되어
우리의 유대감은 한층 깊어집니다.

"Owner-dog gaze interaction increases oxytocin levels in both species, reinforcing the emotional bond."

## 서로의 리듬이 하나로 맞춰지는 순간, 요가는 깊어집니다

함께 숨을 고르고, 움직임을 맞추며, 마음이 하나로 이어질 때
우리는 비로소 서로에게 완전히 집중하게 됩니다.
도그요가는 이런 특별한 교감을 통해, 보호자와 반려견 모두에게
마음의 안식과 행복을 선물합니다.

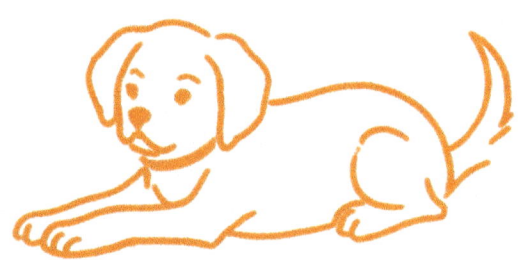

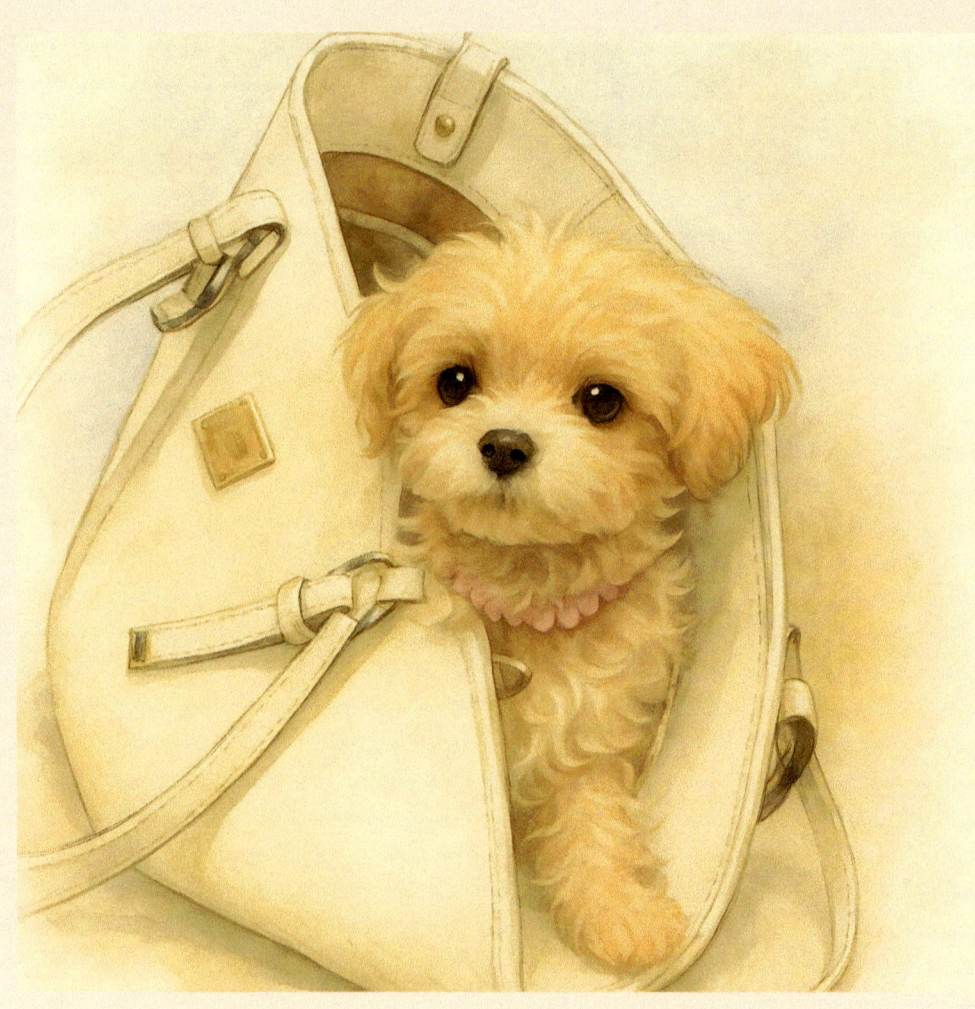

## 3.
# 도그요가가 주는 몸과 마음의 효과
— 반려견과 보호자 모두에게 유익한 웰니스 루틴

| 요소 | 보호자에게 | 반려견에게 |
|---|---|---|
| 호흡 | 스트레스 완화, 부교감신경 자극 | 보호자 리듬에 동조하며 심리적 안정 |
| 시선 | 옥시토신 분비, 애착 강화 | 보호자에게 집중하며 신뢰감 형성 |
| 접촉 | 정서적 위로, 감정 안정 | 터치 통해 긴장 완화 및 유대 강화 |
| 공간 공유 | 집중력 향상, 평온한 상태 유지 | 예측 가능한 환경에서 불안감 해소 |

# 🐾 반려견에게 주는 신체적 선물

### 01 튼튼한 관절, 행복한 발걸음

작은 발로 사뿐사뿐 걸어오는 우리 아이,

그 발걸음이 오래도록 건강하길 바라는 마음을 담아 하는 도그요가.

부드러운 움직임 속에서 근육의 긴장은 풀리고, 관절은 더 안정됩니다.

마치 품 안에 꼭 안겨 편히 쉬듯,

보호자의 다리 사이에서 느끼는 안정감은 슬개골 탈구를 예방하는 든든한 울타리가 됩니다.

- **예시 동작:** 보호자의 무릎 위에 폭 안겨,
  작은 배를 천천히 좌우로 흔드는 '리듬 요가'

### 02 몸과 마음의 균형을 찾아서

도그요가는 작은 스트레칭처럼,

평소 잘 쓰이지 않던 근육을 깨워주고, 아이의 몸을 가볍게 만들어줍니다.

보호자와 함께 호흡하며 움직이는 동안

반려견은 스스로 몸의 위치를 느끼고, 균형을 잡는 힘을 키웁니다.

이 감각은 노령견에게는 더없이 소중하고,

수술 후 회복 중인 아이에게는 힘이 되는 따뜻한 재활이 됩니다.

- **예시 동작:** 따뜻한 햇살 아래, 나란히 누워
  서로의 숨결을 느끼며 길게 기지개 켜기

## 🐾 반려견에게 주는 정서적 선물

### 01 불안이 잦아들고, 마음이 편안해져요

강아지는 보호자의 기분과 마음결을 누구보다 예민하게 느껴요.
요가를 함께 하며 느긋하고 편안한 공기를 나누면,
아이의 불안은 서서히 가라앉고 마음은 잔잔해집니다.
특히 따뜻한 시선과 부드러운 손길은 "지금 너는 안전해"라는
조용하지만 깊은 메시지가 되어 전해집니다.

### 02 믿음이 쌓이고, 마음의 거리가 가까워져요

도그요가는 눈빛을 맞추고, 살짝 스치는 터치와 리듬을 함께 느끼는 시간입니다.
그 속에서 보호자와 반려견 사이에는 조금씩, 그러나 단단하게 신뢰가 쌓여갑니다.
특히 수줍음이 많은 아이, 낯선 환경에 적응 중인 아이에게는
마음을 열고 세상을 향해 한 발 더 나아갈 용기를 심어줍니다.

## 🐾 보호자에게 주는 신체적 선물

### 01 하체가 강해지고, 바른 체형이 자리잡아요

아이를 품에 안고 균형을 잡는 동작은
허리와 골반, 무릎을 바르게 세우고 하체 근육을 건강하게 만들어줍니다.
특히 평소 잘 쓰이지 않던 근육을 무리 없이 단련해
체형 개선과 관절 보호, 두 가지 효과를 함께 느낄 수 있습니다.

## 🐾 보호자에게 주는 정서적 선물

- **우울감이 줄어요:** 함께 움직이며 분비되는 세로토닌과 옥시토신이 기분을 한결 부드럽게 만듭니다.

- **양육 스트레스 완화:** 아이와의 시간이 '책임'이 아닌 '동행'의 기쁨으로 바뀝니다.

- **자존감 회복:** 강아지의 반짝이는 눈빛과 반응을 통해 "나는 사랑받고 있구나"라는 마음이 커지고, 그 순간 스스로를 더 소중하게 느끼게 됩니다.

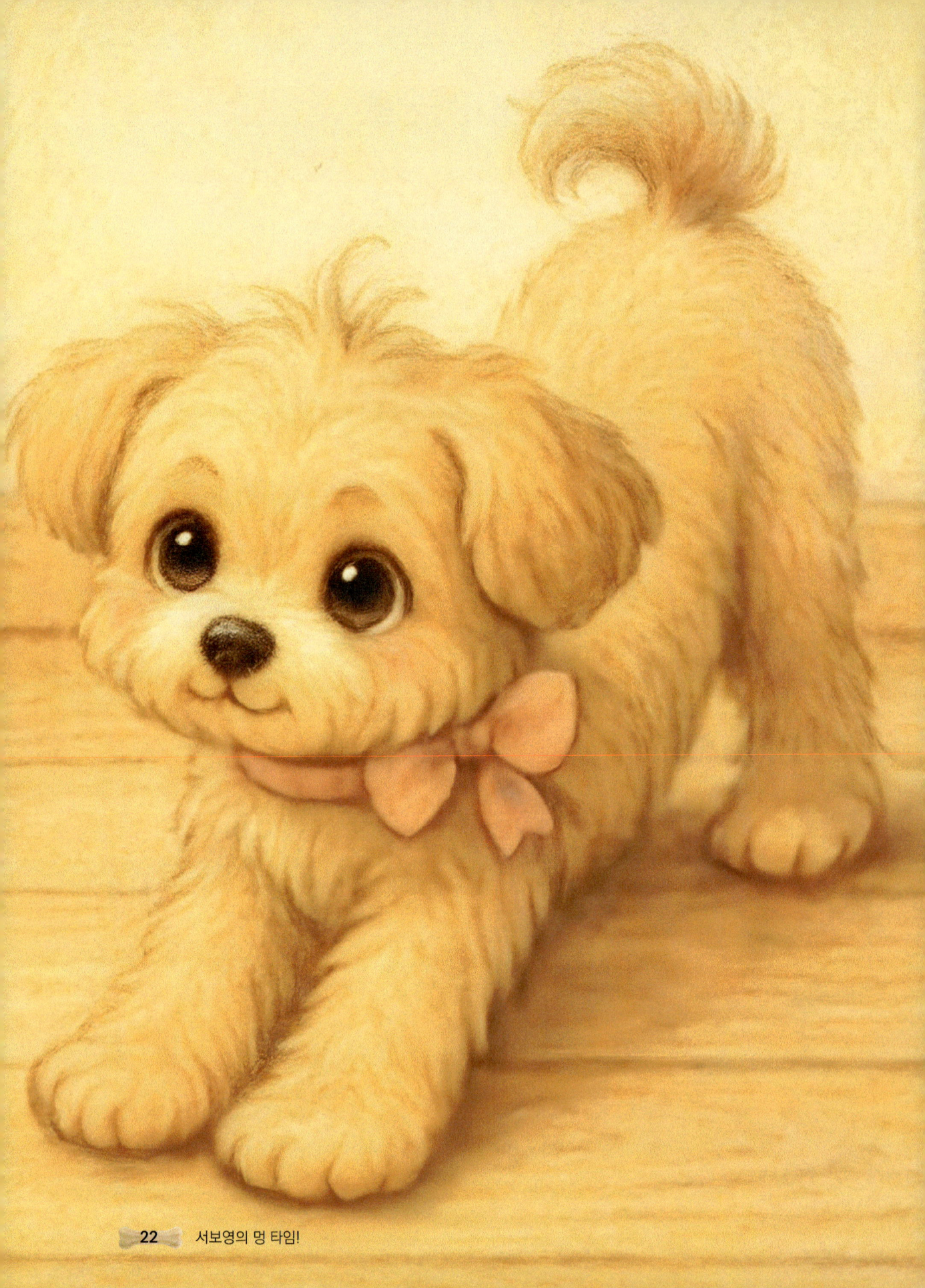

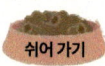 ## 사람들이 자주 오해하는 강아지의 진실

| 오해 | 진실 |
|---|---|
| 꼬리를 흔드니까 기분이 좋은 거겠지? | 무조건 X! 좌우 천천히 흔들면 안정, 높게 빠르게 흔들면 흥분/경계하고 있을 수 있어요. |
| 하품은 졸려서 하는 거지? | 아니요! 긴장하거나 불안할 때 자주 하품합니다. (예: 낯선 장소에서) |
| 강아지가 나를 안 쳐다보는 건 관심이 없는 거야. | 오히려 정중한 예절! 직접 눈 마주치는 건 공격 신호일 수 있어요. |
| 배를 보이며 눕는 건 장난치고 싶은 거야! | 아닐 수도 있어요. 항복/두려움 표현일 가능성도 있습니다. |
| 보호자 따라다니는 건 애교지~ | 불안 신호일 수 있어요. 분리불안 초기 징후일 수도 있으니 조심스럽게 확인이 필요합니다. |

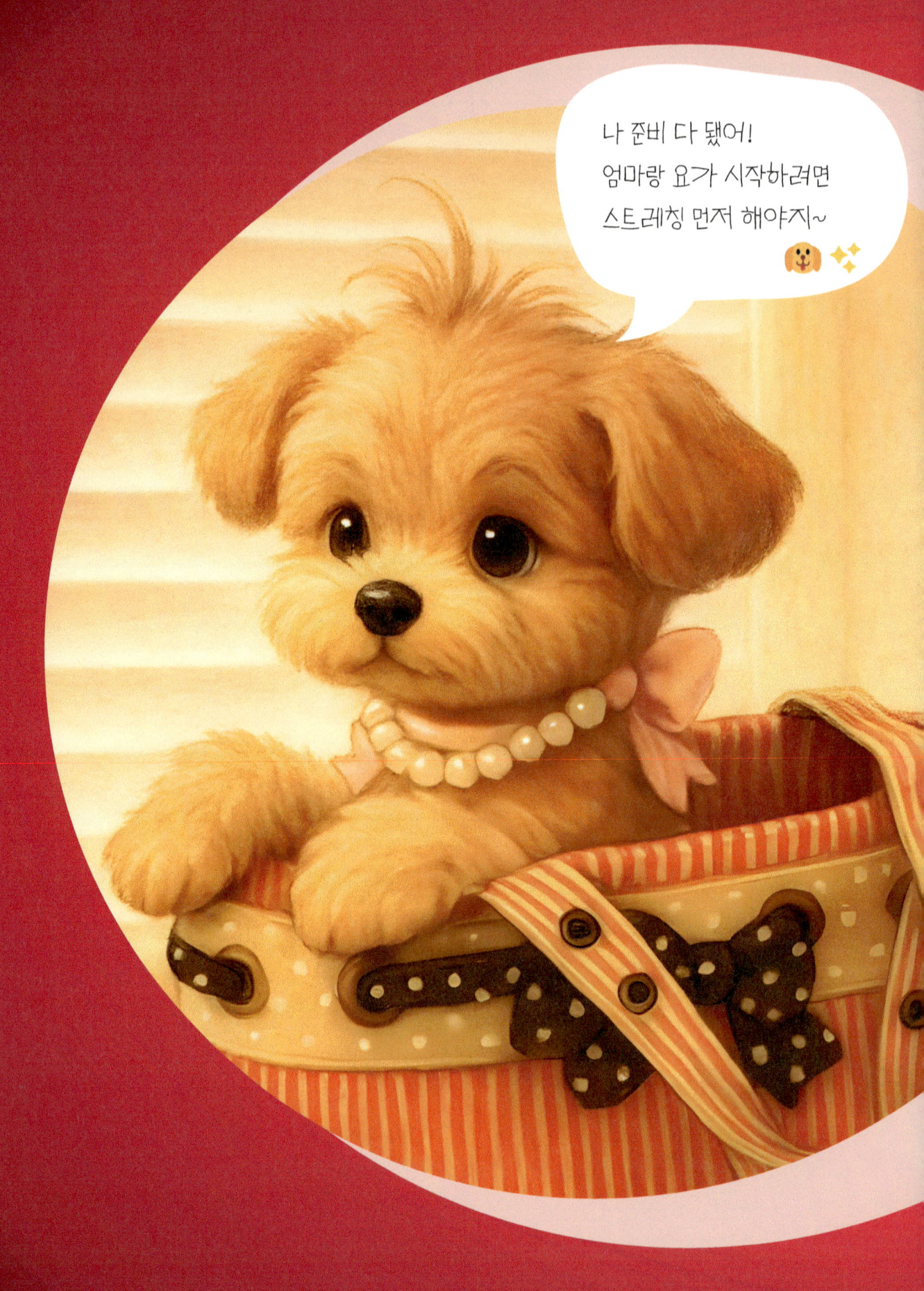

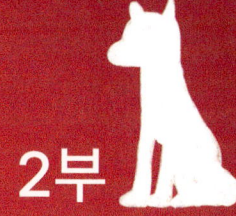

2부

# 도그요가 시작 전 준비

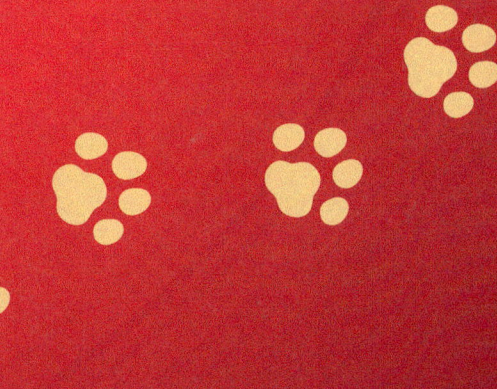
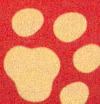

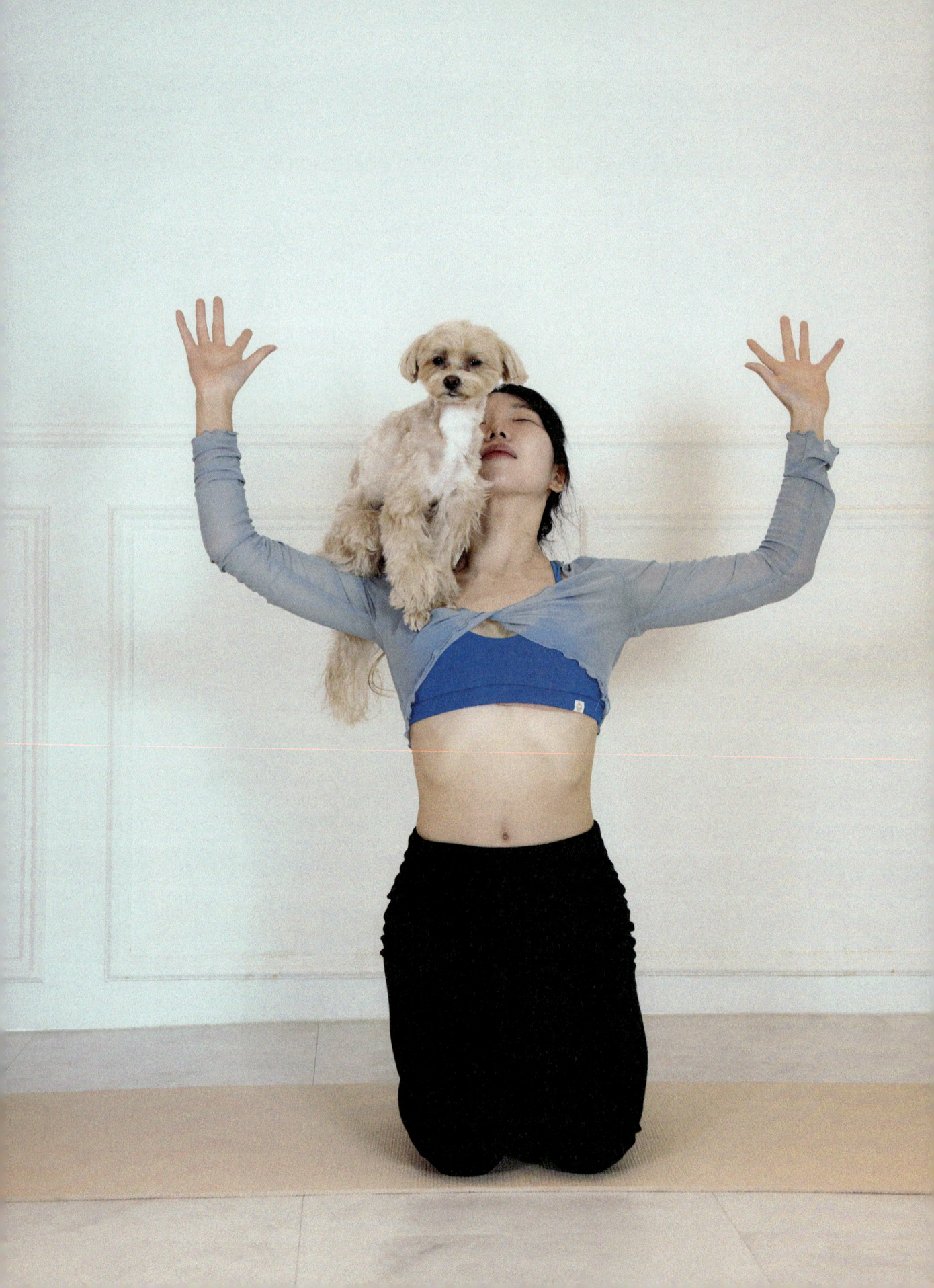

# 1. 반려견의 관절 구조와 도그요가의 역할
— 관절 보호와 근육 밸런스를 위한 과학적 기초

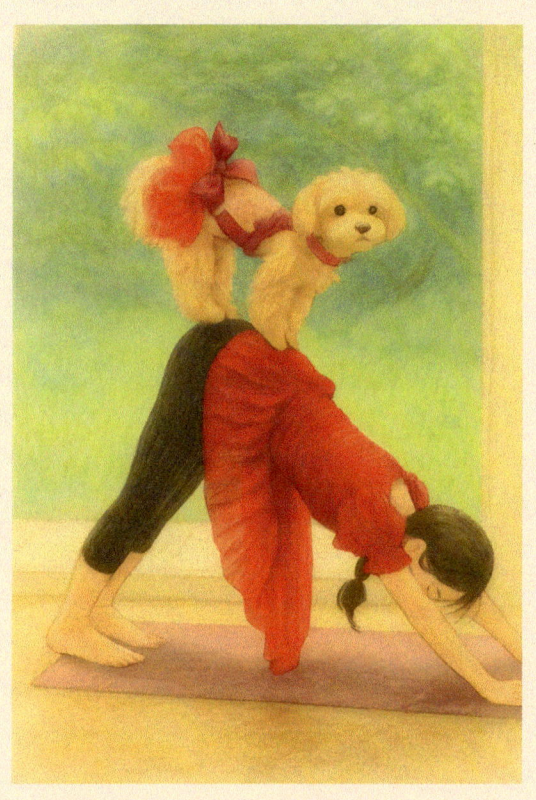

### 01 강아지의 관절 구조 이해

강아지도 사람과 마찬가지로 몸 전체에 여러 **가동관절(synovial joints)**이 존재합니다. **무릎(슬개골), 엉덩이(고관절), 어깨 관절**은 반복적인 움직임에 민감하며, 잘못된 자세나 환경, 유전적 요인으로 쉽게 손상되거나 탈구될 수 있습니다. 그중 소형견(특히 말티즈, 푸들, 치와와)은 **슬개골 탈구(Patellar Luxation)** 위험이 높습니다. 이는 도약, 미끄럼, 반복되는 점프가 원인이 되며, 관절염으로 진행될 수도 있습니다.

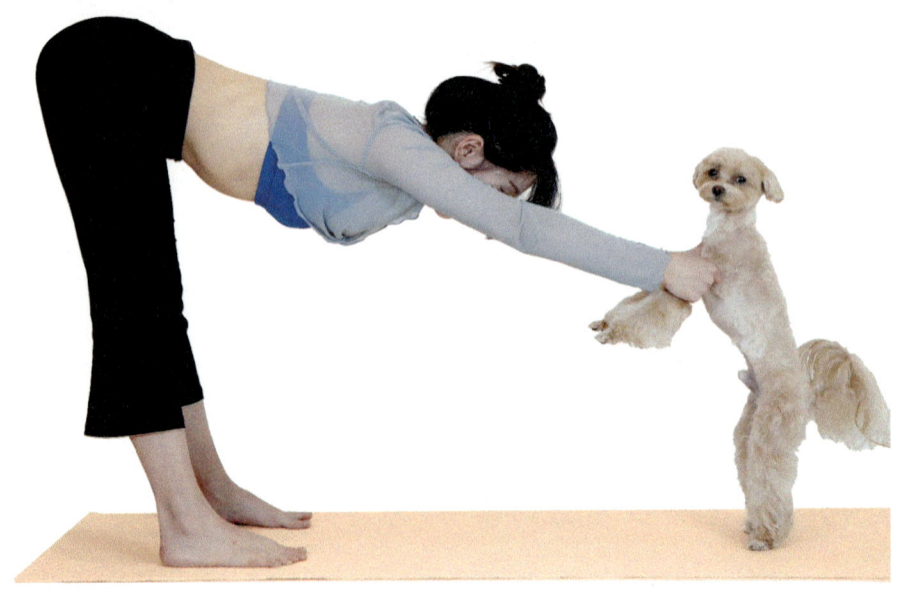

## 02 도그요가가 관절에 좋은 이유

- **저충격성 운동(Low-impact Movement):** 도그요가는 점프나 달리기 같은 고강도 활동과 달리, 바닥에서 천천히 진행되며 관절에 충격이 거의 없습니다. 반려견이 보호자의 무릎 위나 옆에 앉거나 누운 채 자연스럽게 움직임을 유도받기 때문에, 관절을 안정된 정렬 상태로 유지한 채 근육만 부드럽게 사용할 수 있습니다.

- **주변 근육 강화로 관절 보호:** 무릎, 고관절, 어깨 등 주요 관절을 감싸는 근육(사두근, 햄스트링, 둔근 등)을 가볍게 수축·이완시키는 반복적 동작은 관절에 가해지는 부담을 줄이고, 관절을 지지하는 능동적 안정성을 높이는 효과가 있습니다.

- **관절윤활액의 분비 촉진:** 적절한 움직임은 관절 내 윤활액(활액, synovial fluid) 분비를 증가시켜 관절 연골 사이의 마찰을 줄여 주고, 관절염 예방에도 도움이 됩니다.

## 03 강아지의 균형감각과 자세 인식 향상

강아지도 사람처럼 **고유수용감각(Proprioception)**을 가지고 있어 자신의 관절 위치, 몸의 균형, 움직임 방향을 감지합니다.
도그요가는 이 감각을 안정된 환경 속에서 부드럽게 자극하기 때문에 넘어짐 방지, 균형 감각 회복, 노화 방지에도 큰 역할을 합니다.

• 예: 보호자의 무릎 위에 앞발을 올리고 균형 잡기 → 어깨/흉근 사용 + 집중력 향상

- • 1단계 기초 건강 여부:
  - 최근 48시간 내 이상 행동 없음
  - 평소보다 활력 저하/과흥분 없음
  - 관절 통증 징후 없음 (절뚝임, 점프 회피 등)

- • 2단계 심리적 준비 상태:
  - 낯선 공간/매트 위에서도 불안 반응 없음
  - 보호자의 손길을 거부하지 않음
  - 한 자리에 머무르거나 관심을 보이는 편

- • 3단계 참여 가능 여부:
  - 옆에 앉거나 안겨 있는 자세에 익숙함
  - 보호자의 시선, 목소리에 반응함
  - 억지로 도망치려 하지 않음

위 3단계 모두 통과한다면 오늘의 도그요가 준비 OK!

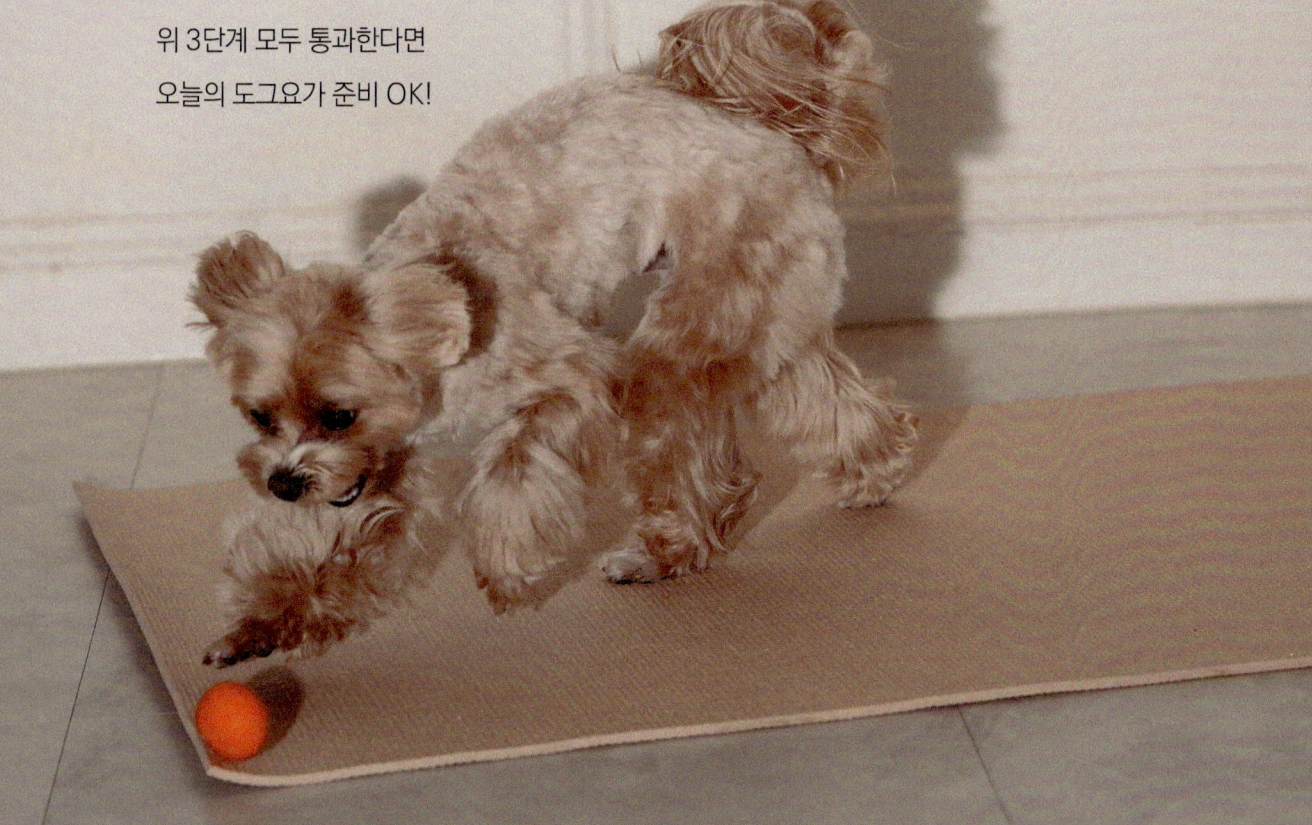

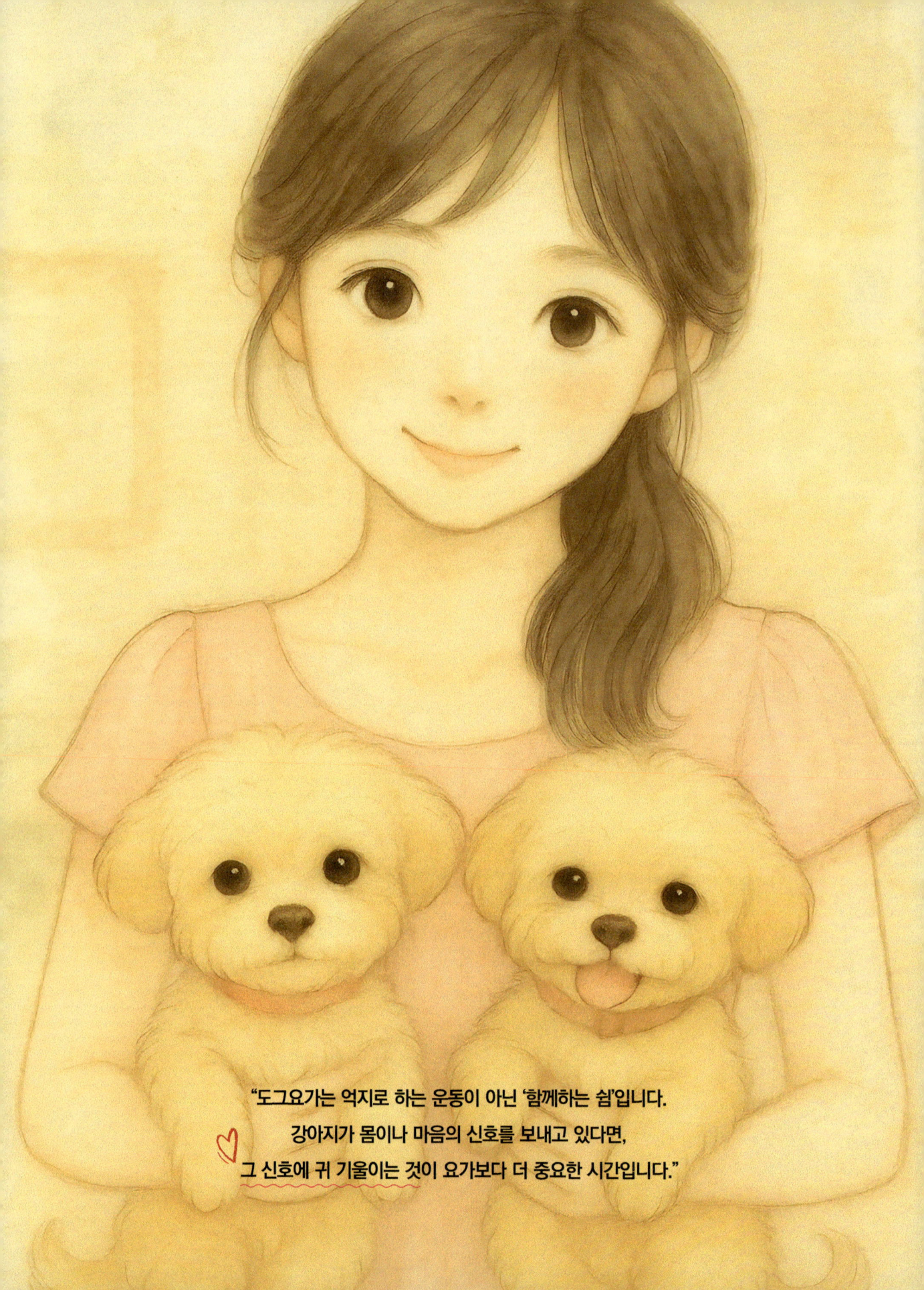

# 2. 도그요가를 위한 안전한 공간 만들기
— 강아지가 마음을 놓고 쉴 수 있는 요가 공간 세팅법

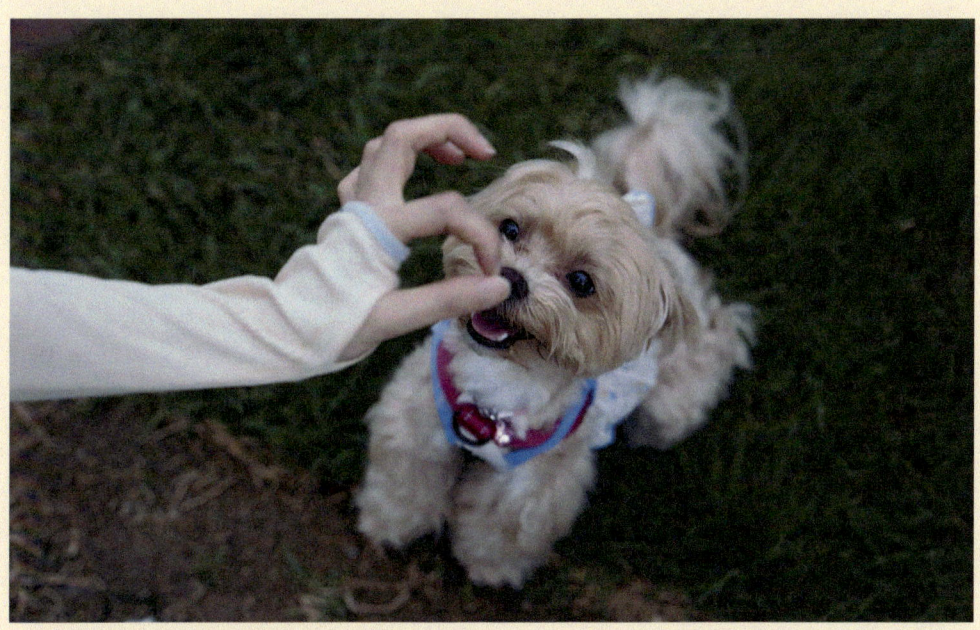

### 🐾 왜 공간이 중요한가요?

도그요가는 '함께하는 이완' 이 중심이 되는 요가입니다. 강아지는 익숙한 냄새, 소리, 온도, 조명에 민감하기 때문에 공간이 안정적일수록 도그요가의 효과도 높아집니다. 특히, 소심하거나 쉽게 흥분하는 강아지는 환경 변화만으로도 긴장하거나 거부 반응을 보일 수 있습니다.

### 공간 구성 TIP

- 요가 매트:
  - 두꺼운 매트(6mm 이상) 또는 논슬립 러그 사용
  - 강아지 관절 보호를 위해 푹신하면서도 안정감 있는 재질 선택
  - 보호자용 매트 + 강아지용 담요를 따로 준비해도 좋아요.

## 🐾 강아지용 휴식존 만들기

요가 도중 강아지가 피로하거나 집중이 흐트러질 수 있으므로 한쪽에 편하게 쉴 수 있는 **'강아지 자리'**(담요, 쿠션, 물그릇, 장난감 등)를 만들어 주세요.

- **소리 관리:**
  - 방문은 닫고, 현관·창가 소음을 차단
  - 잔잔한 음악이나 요가 배경음(파도 소리 등)을 틀어 두면 안정감 ↑

- **공간 동선:**
  - 강아지가 매트를 벗어나도 부딪힐 물건이 없도록 주변 정리
  - 강아지가 갑자기 움직일 경우 대비해 날카로운 모서리, 유리 제품 등은 치워 둘 것

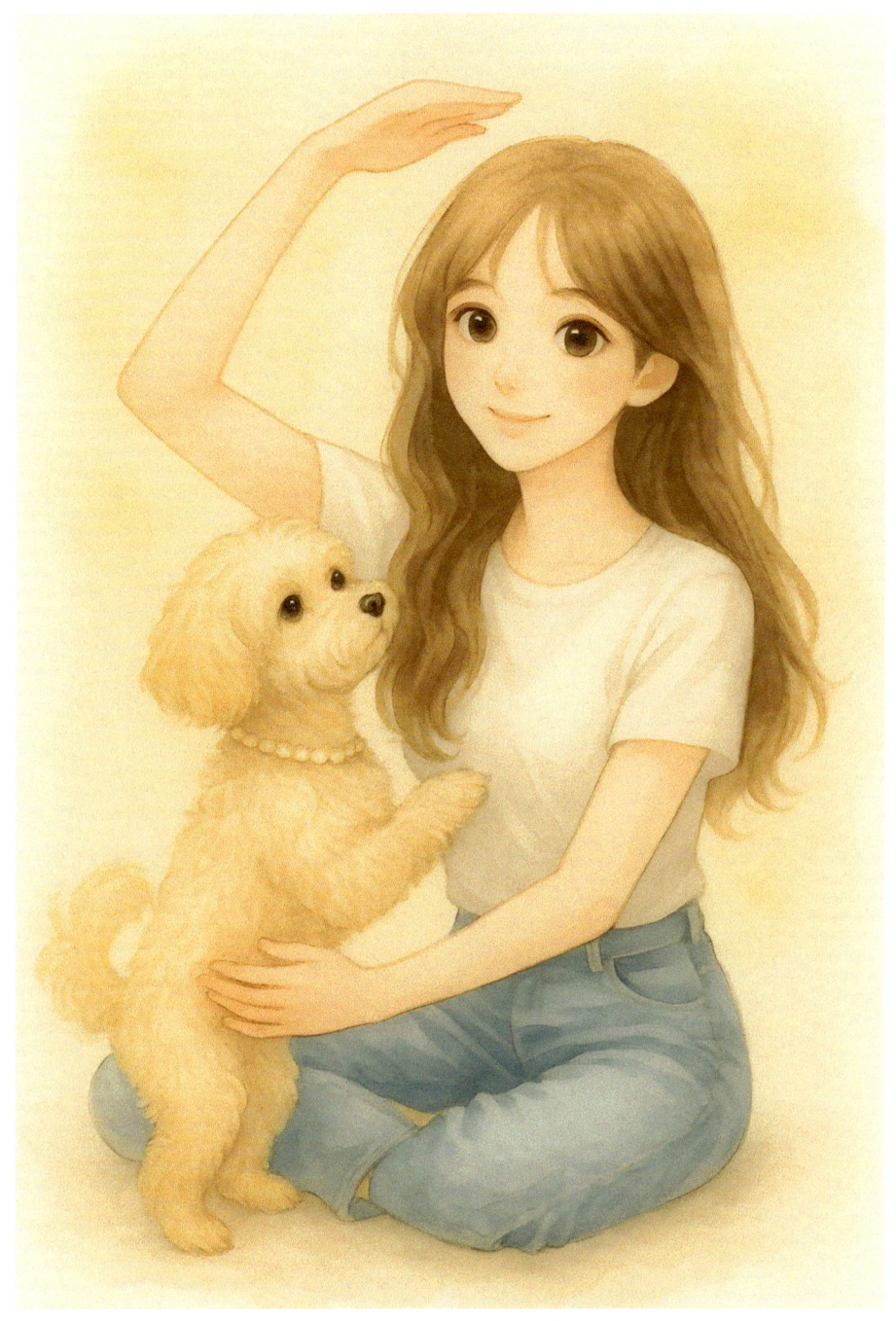

"도그요가에서 가장 중요한 준비물은 '평온한 분위기'입니다.
강아지는 당신의 숨결뿐 아니라 공간의 온도와 분위기까지 느낄 수 있는 존재입니다.
조용하고 부드러운 환경 속에서, 둘만의 호흡을 시작해 보세요."

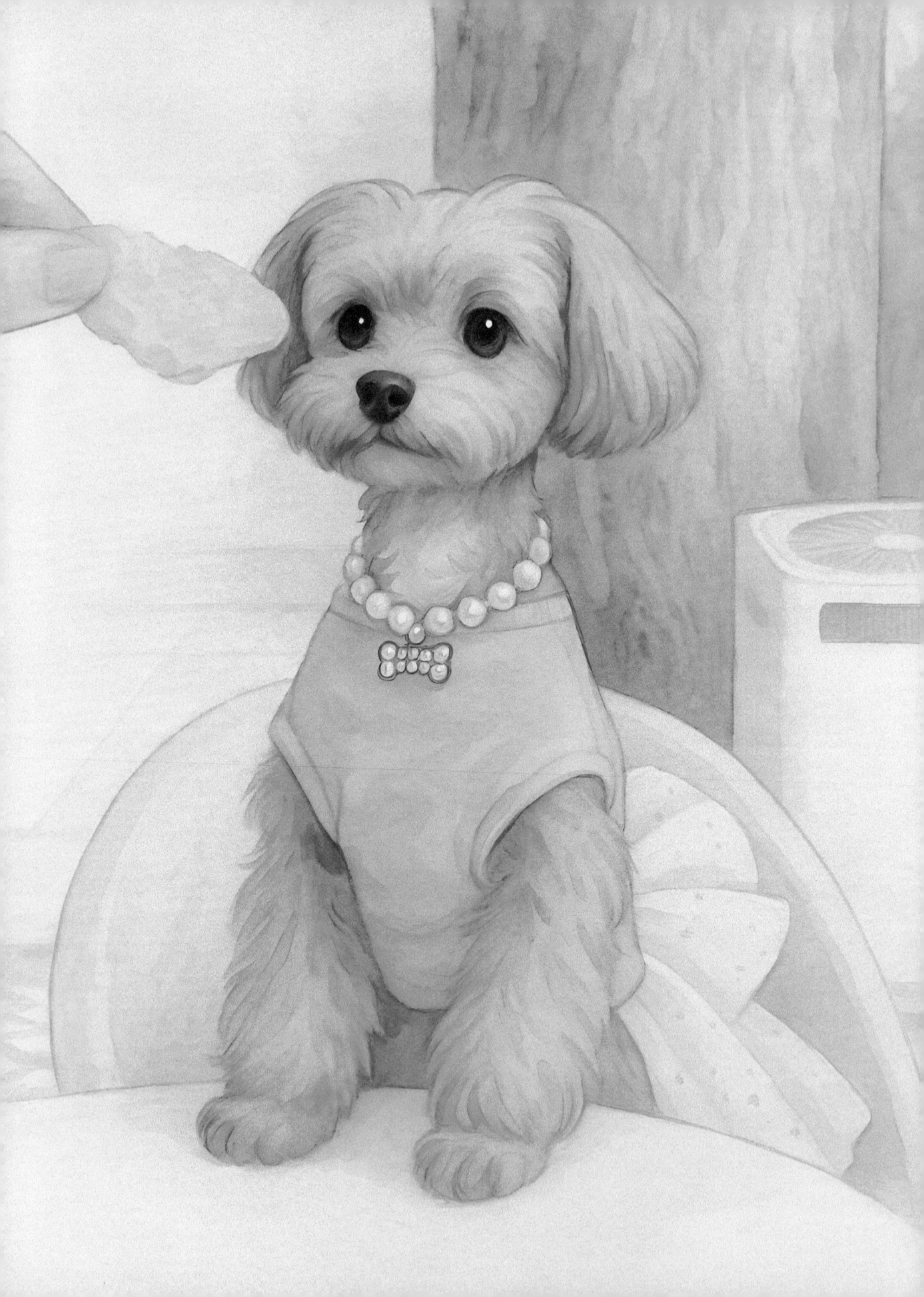

# 3.
# 도그요가를 위한 보호자의 마음가짐

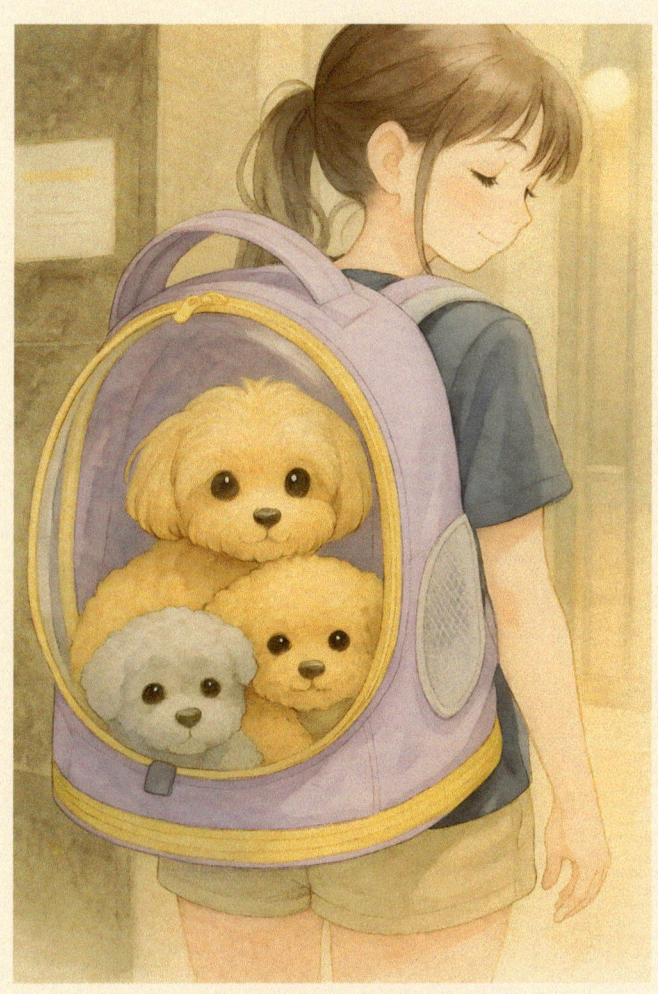

## 🐾 '함께한다'는 감각에서 시작되는 요가

요가는 '수행'이 아닌 '**존재**'입니다. 도그요가는 반려견에게 무언가를 시키는 시간이 아니라, **그저 함께 '존재하고 머무는 시간'** 입니다. 보호자는 요가의 '잘함'보다, 강아지와 함께 숨쉬고, 바라보고, 느끼려는 태도로 도그요가에 임해야 합니다. 그 순간, 강아지는 보호자의 이완된 마음을 고스란히 느끼고 자연스럽게 몸을 맡기게 됩니다.

## 🐾 도그요가를 할 때 꼭 기억해 주세요

- **결과보다 '과정'을 바라보세요:** 강아지가 오늘 따라 요가에 잘 집중하지 못하더라도 괜찮습니다. 그 자체로 충분합니다. 강아지를 교정하거나 지시하려 하기보다, 그냥 옆에 있는 시간을 '함께' 느껴 주세요.

- **나의 감정이 아이에게 전해진다는 걸 기억하세요:** 불안, 긴장, 짜증…. 이런 감정은 말없이도 강아지에게 전해집니다. 요가를 시작하기 전 보호자 스스로 몇 번의 깊은 숨을 쉬며 마음을 가라앉히는 습관을 가져 보세요.

- **요가는 '소통'이지 '지시'가 아닙니다:** 도그요가는 훈련이 아닙니다. '앉아', '기다려' 같은 명령보다, '함께 있자', '편안하자'는 메시지를 눈빛과 손끝으로 전해 보세요.

- **오늘 기분이 별로라면, 요가 대신 '쉼'을 선택해도 됩니다:** 때로는 요가를 하지 않는 것이 더 나은 교감일 수 있습니다. 강아지가 보호자의 무릎 위에 편하게 잠드는 것만으로도, 도그요가는 이미 시작된 것입니다.

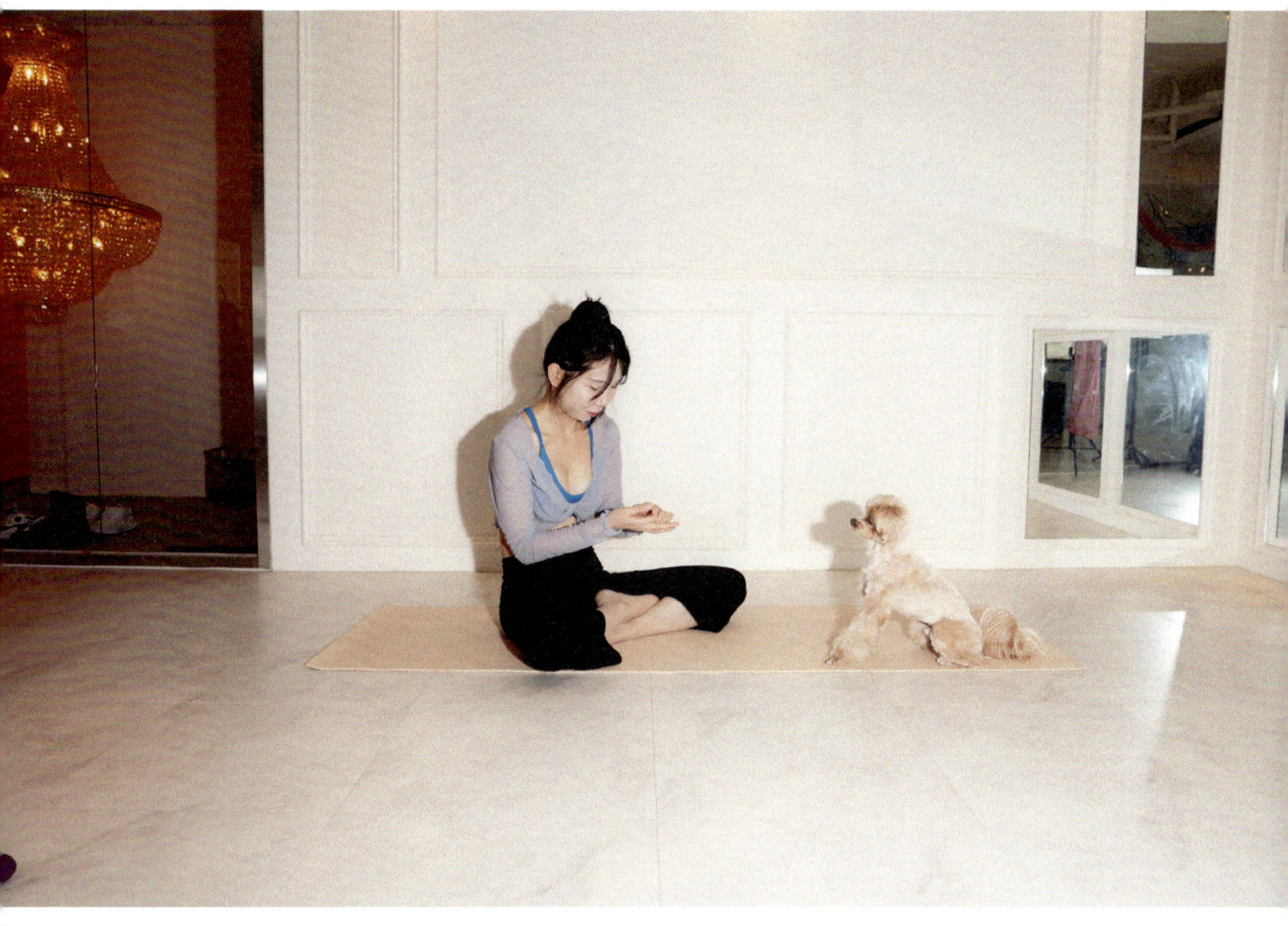

"도그요가는 잘하려는 시간이 아닙니다.
그냥 '같이 있어 주는 시간'이면 충분합니다.
우리가 편안해질수록, 강아지는 더 깊이 숨을 쉽니다.
요가는 숨결로 나누는 대화입니다."

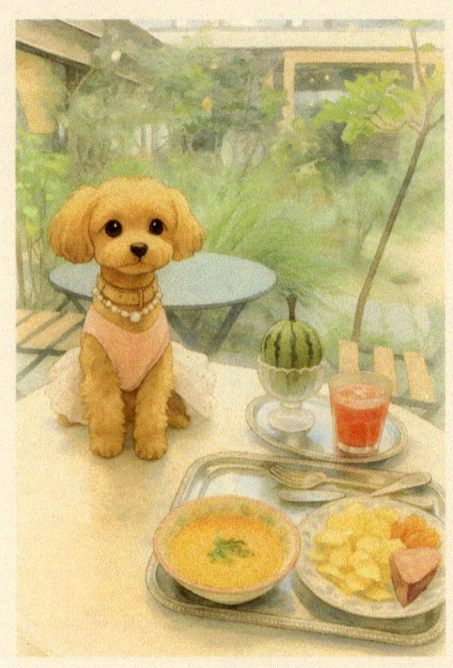

# 4.
# 도그요가 전후 루틴
— 준비부터 마무리까지, 반려견을 위한 사려 깊은 루틴 만들기

## 🐾 요가 전 루틴: 준비와 연결의 시간

- 목적:
  - 강아지의 컨디션과 기분 확인
  - 요가에 들어갈 수 있도록 심리적 안정 유도
  - 보호자도 호흡 정리 및 마음 가라앉히기

| 단계 | 루틴 | 설명 |
|---|---|---|
| 1 | 사바사나 자세(함께 누워 있기) | 조용히 안거나 옆에 누워 마무리 호흡 |
| 2 | 가볍게 마사지 or 털 정리 | 귀 뒤, 어깨, 등 라인을 쓰다듬으며 '수고했어' 전달 |
| 3 | 물 & 간식 제공 | 강아지에게 긍정적 보상 제공 |
| 4 | 공간 정리 함께하기 | 매트 접는 모습 보여 주며 요가 마무리 인식시키기 |
| 5 | 짧은 산책 or 휴식 공간 이동 | 신체적·심리적 에너지 마무리로 부드럽게 전환 |

## 🐾 전후 루틴 체크리스트

• **요가 전 체크:**
 – 컨디션 확인(배변, 기운, 통증)
 – 주변 정리, 소음 차단
 – 보호자 심호흡 + 강아지 가슴 쓰다듬기
 – 공간 적응 시간 제공

• **요가 후 체크:**
 – 누워서 함께 쉬기(사바사나)
 – 마사지로 감정 안정
 – 긍정적 보상(칭찬 or 간식)
 – 갑작스러운 자극 없이 서서히 마무리

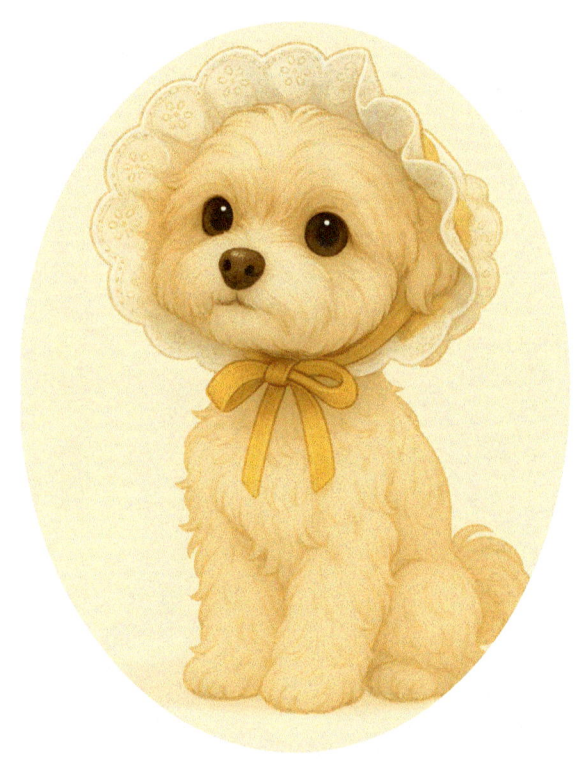

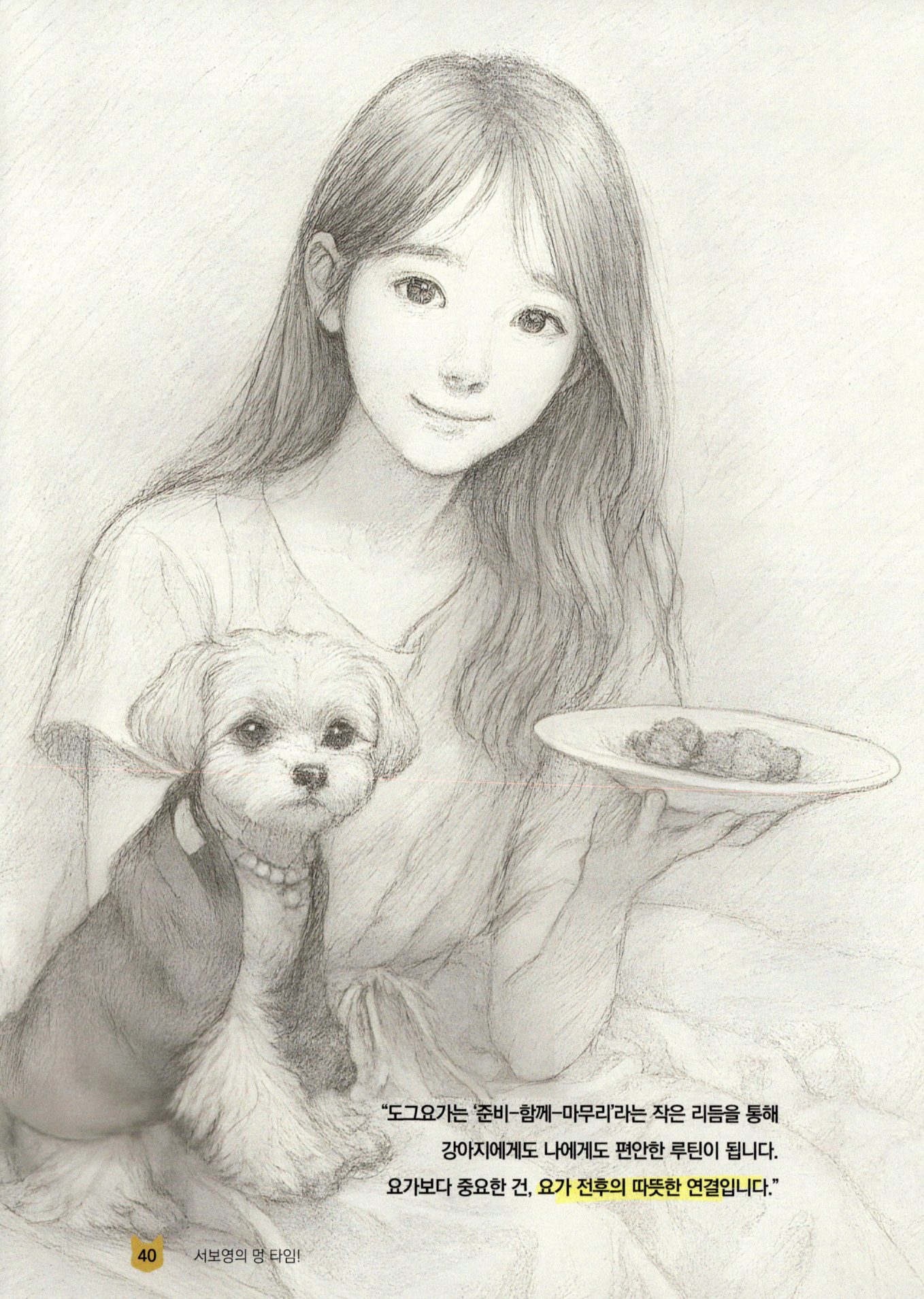

"도그요가는 '준비-함께-마무리'라는 작은 리듬을 통해
강아지에게도 나에게도 편안한 루틴이 됩니다.
요가보다 중요한 건, 요가 전후의 따뜻한 연결입니다."

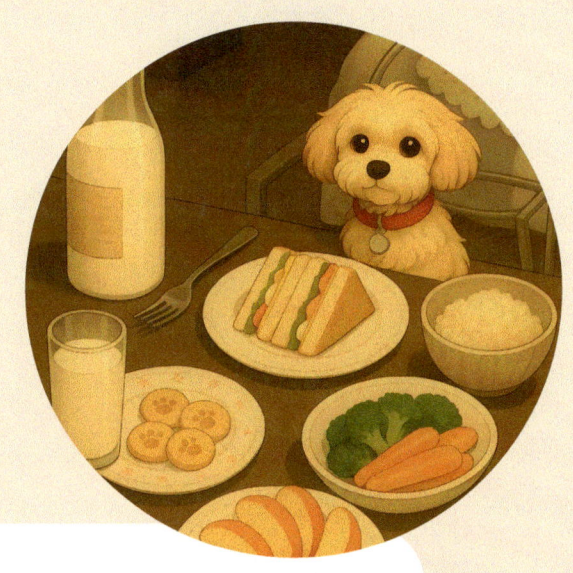

## 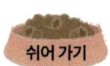 강아지에게 주면 좋은 음식과 나쁜 음식

### 1. 강아지가 먹으면 안 되는 음식 리스트

| 음식 | 이유 | 대체 간식 |
|---|---|---|
| 초콜릿 | 카페인, 테오브로민 중독 위험 | 고구마 큐브 |
| 포도/건포도 | 신장 손상 유발 가능 | 사과 (씨 제거) |
| 양파/마늘 | 적혈구 파괴 | 애호박찜 |
| 카페인 음료 | 심장, 신경계 자극 | 닭육수 얼음 |
| 아보카도 | 퍼신 성분 독성 | 바나나 한 조각 |

### 2. 강아지에게 좋은 음식 리스트

| 음식 | 건강 효과 | 급여 팁 |
|---|---|---|
| 닭가슴살 | 단백질 풍부, 근육 유지 | 기름기 없이 삶아 식혀서 급여 |
| 당근 | 눈 건강, 치석 예방 | 생으로 씹거나 삶아 급여 |
| 고구마 | 식이섬유, 장 건강 | 껍질 제거 후 삶거나 구워 줌 |
| 사과 | 항산화, 비타민 C | 씨 제거 후 작게 썰어 줌 |
| 브로콜리 | 면역력 강화 | 살짝 데쳐서 소량 급여 |
| 연어 | 오메가-3, 피부 & 피모 건강 | 익혀서 뼈 제거 후 소량 급여 |
| 오이 | 수분 공급, 칼로리 낮음 | 여름철 간식으로 소량 급여 |
| 바나나 | 에너지 공급, 소화 도움 | 당분이 높아 소량 급여 |
| 계란 | 고단백, 털과 피부 건강 | 삶아서 흰자+노른자 함께 제공 |
| 쌀죽 | 소화 불량 시 회복식 | 간 없이 묽게 조리해 급여 |

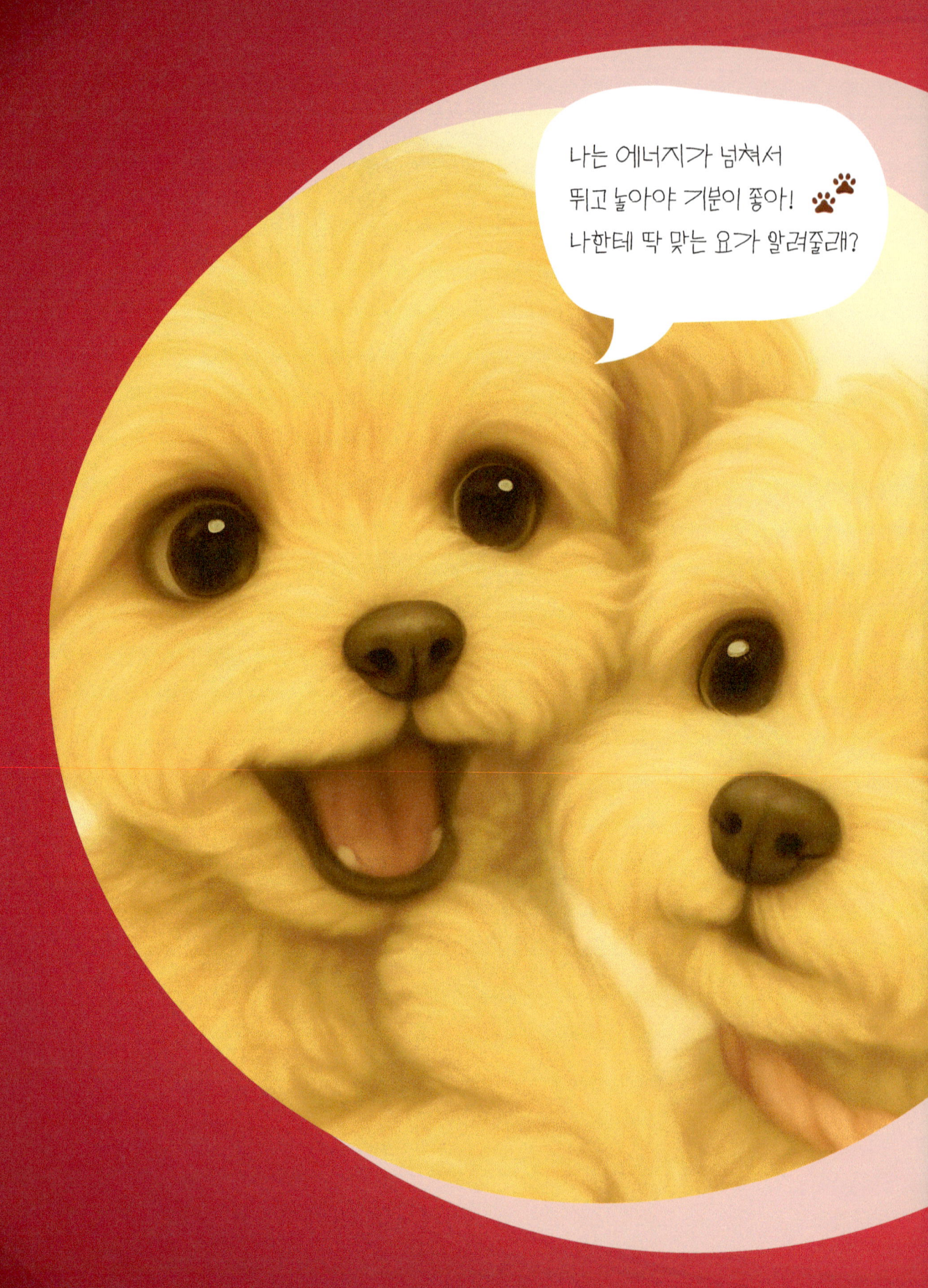

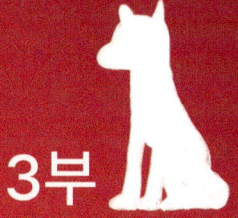

3부

# 성격·유형별 우리 강아지 맞춤 요가

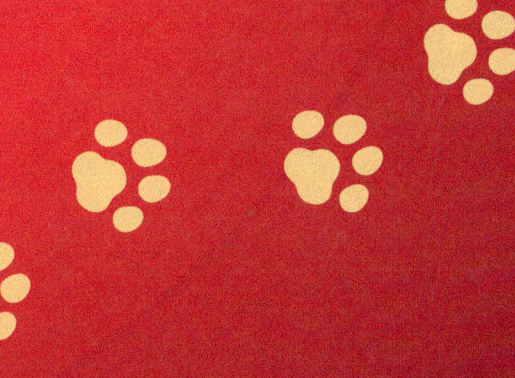

# 1.
# 에너지가 넘치는 강아지를 위한 도그요가 루틴

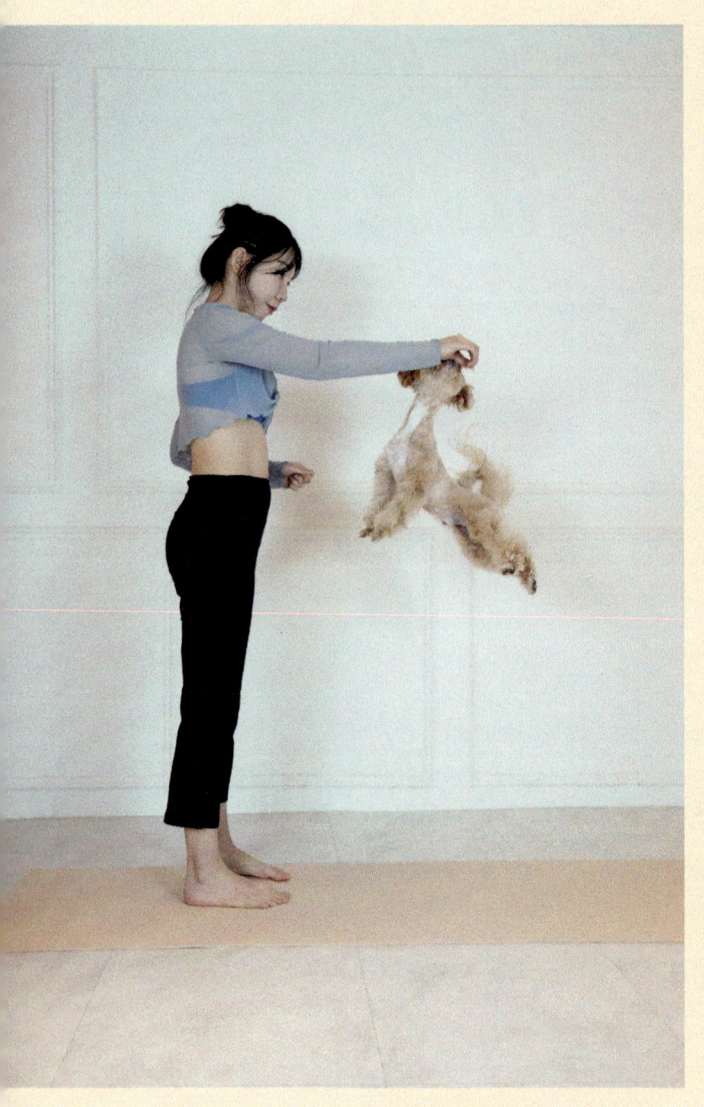
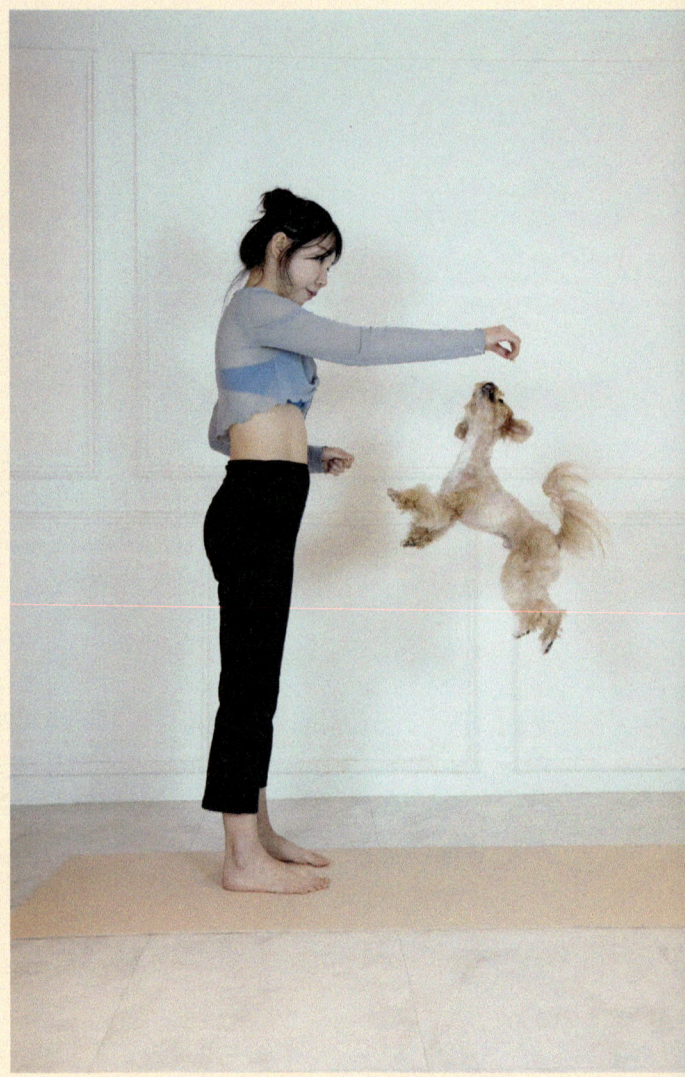

## 01 함께 걷기 호흡(서클 워킹 & 숨 고르기)

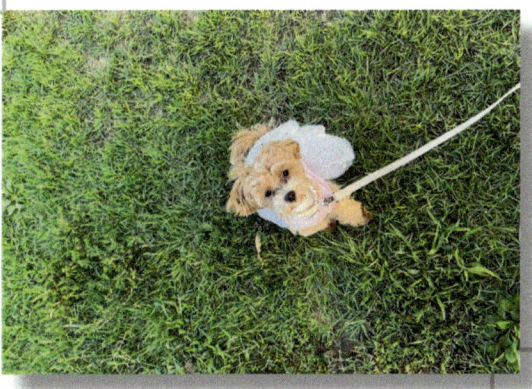

❶ 보호자와 함께 천천히 걸어요.
❷ 강아지가 보호자의 걸음과 호흡을 관찰하면서 자연스럽게 속도를 맞추게 됩니다.

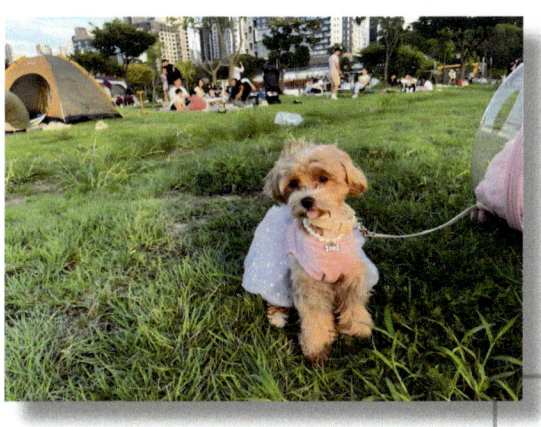

❸ 한 바퀴 돌고 앉는 동작을 반복하며,
 "천천히~", "잘하고 있어." 같은 말을 리듬감 있게 사용해 주세요.

| | |
|---|---|
| 효과 | 산만함 안정, 보호자와의 리듬 동기화 |
| 유의 사항 | 너무 억제하지 말고 '같이 리듬 타기'를 목표로! |

# 02

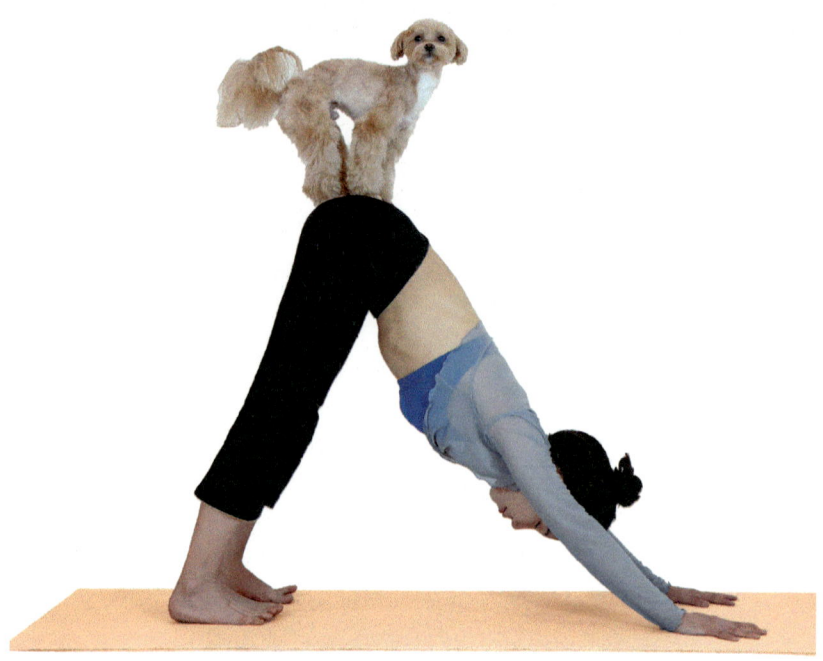

## 다운독(Down dog)

① 보호자가 테이블포즈에서 엉덩이를 높이 천장으로 올려 강아지를 천골에 올려줍니다.
② 5초간 유지.
③ 보호자가 무릎을 내려서 테이블포즈로 돌아와 강아지가 안전하게 바닥으로 내려갈 수 있게 도와줍니다.

**효과** 흥분 에너지 분산, 집중 유도
**유의 사항** 단순하지만 균형 감각 + 집중력을 동시에 써야 하는 자세입니다.

# 03

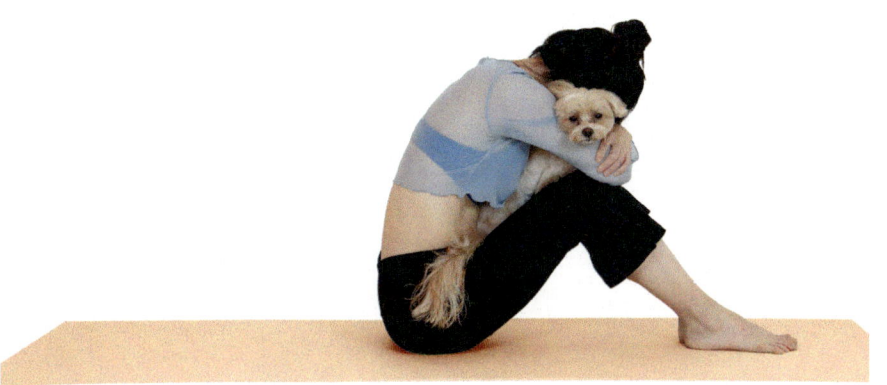

## 강아지를 품에 안고 스윙
### (부드러운 좌우 리듬)

① 강아지를 가슴 가까이 안고, 보호자는 앉은 채로 상체를 좌우로 부드럽게 흔들어 주세요.
② "이리저리~" 같은 말이나 짧은 노래를 흥얼거리며 리듬을 넣어도 좋아요.
③ 30초~1분 반복 → 강아지가 이완되며 체온, 호흡이 보호자와 동기화됩니다.

**효과**   에너지 안정화, 복부 자극, 교감 증진

# 04

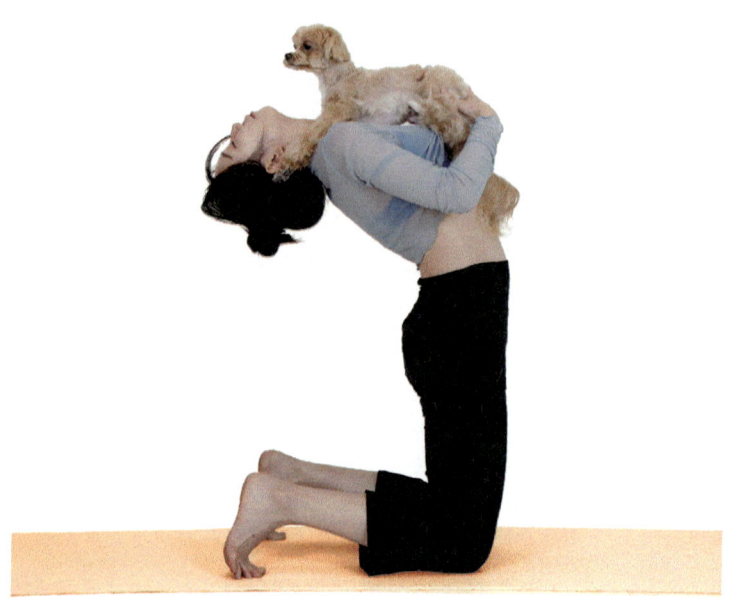

## 하트백벤딩
### (Heart-Opening Camel with Puppy)

보호자가 무릎을 꿇은 상태에서 가슴을 열고 상체를 뒤로 젖히며 반려견을 안아 올립니다.

**효과**
- 반려견: 안심되는 포지션에서의 밀착감 → 안정감 상승
- 보호자: 척추 연장, 흉곽 열기, 스트레스 완화

**유의 사항**  허리가 꺾이지 않도록 복부에 힘 주기

05

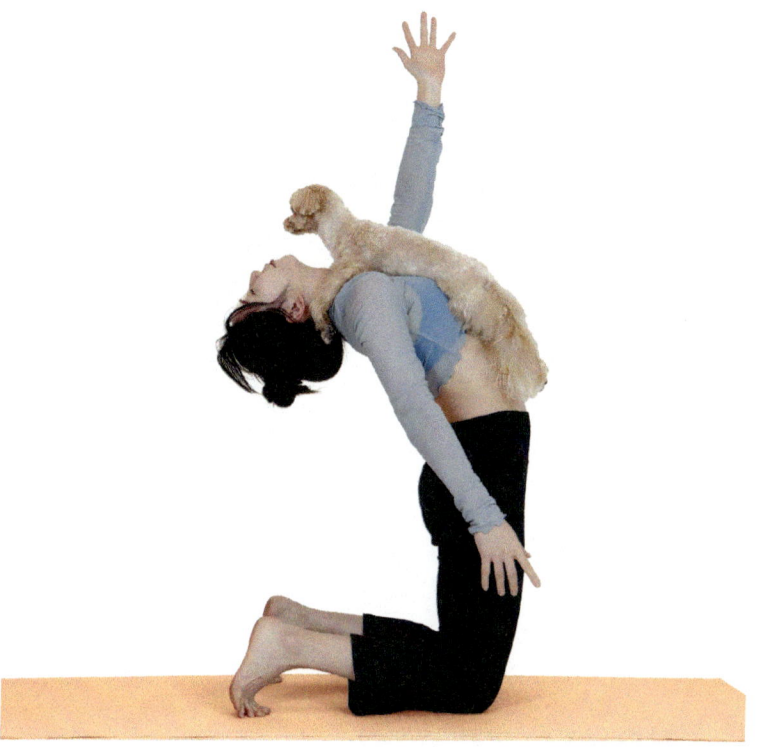

## 낙타자세(Ustrasana)

① 보호자는 무릎을 접어 가슴을 천장으로 들어 올립니다.
② 강아지를 가슴 위에 엎드릴 수 있게 하고, 머리나 강아지의 엉덩이를 받치며 함께 호흡합니다.
③ 이 자세에서 강아지는 자연스럽게 가만히 앉게 되며, 보호자의 움직임에 맞춰 안정감을 느낍니다.

**효과**  스트레칭 + 강아지 안정감 유도

06

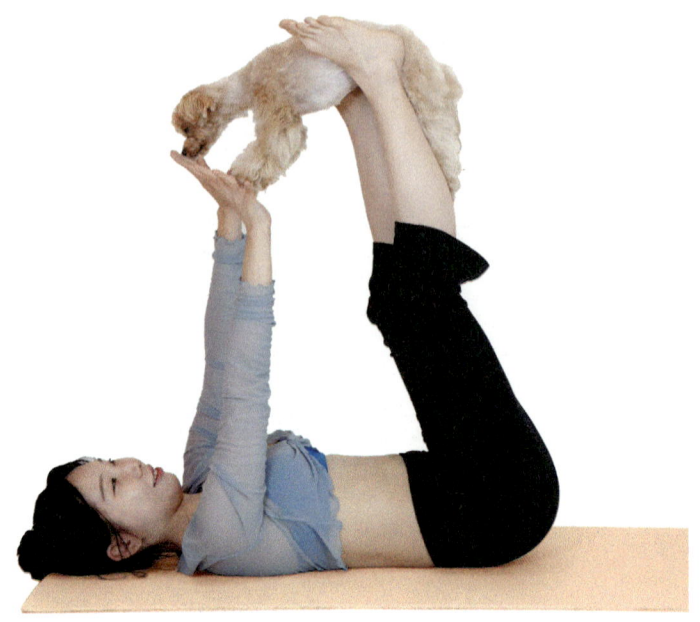

## 플라잉 레그리프트
**(Flying Puppy with Leg Hold)**

바닥에 누운 상태에서 다리를 90도로 세워 반려견을 발로 살짝 받쳐 듭니다.

**효과**
- 반려견: 균형 감각 향상, 보호자에 대한 신뢰 형성
- 보호자: 복근, 고관절 스트레칭, 중심 근력 강화

**유의 사항** 보호자가 힘을 잃어 무너지지 않도록 허리 안정화 필수

서보영의 멍 타임!

07

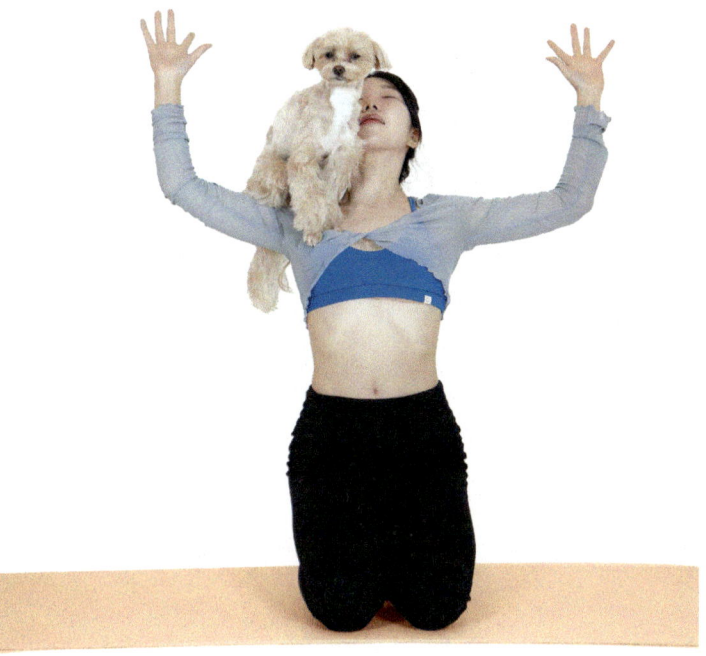

## 날개를 펴다 자세(Wings of Bond Pose)

❶ 수련자는 무릎을 꿇고 앉은 상태에서, 척추를 곧게 세우고 양팔을 옆으로 자연스럽게 뻗어 T자 형태를 만듭니다.
❷ 강아지는 수련자의 왼쪽 어깨 위에 편안히 올라가 있으며, 사람과 개가 함께 중심을 잡아야 하는 균형 포즈입니다.
❸ 시선은 정면이나 위를 향해 있어, 서로의 존재감을 느끼는 시간으로 연결됩니다.

> **효과**
> ▶ 반려견: 높이감과 주인과의 신체적 밀착으로 안정감을 느낄 수 있음
> ▶ 보호자: 어깨 안정성, 코어 근육 강화
>
> **유의 사항** 강아지가 불안해하지 않도록 안정된 상태에서 어깨에 올리는 것이 중요합니다. 강아지와의 신뢰와 교감이 높을수록 편안하게 완성할 수 있는 포즈입니다.

3부 성격·유형별 우리 강아지 맞춤 요가

## 08 강아지와 함께하는 측면 신전 자세
### (Side Stretch with Dog)

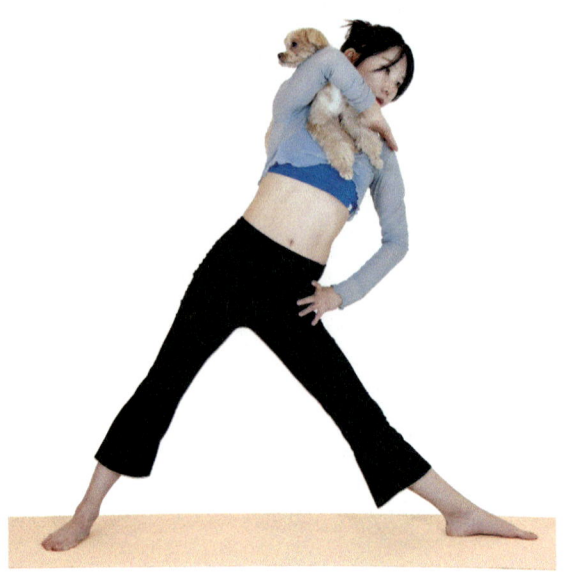

**다리 자세:**

① 두 다리를 좌우로 넓게 벌리고 서 있습니다.

② 앞꿈치는 정면을 향하고, 뒷발은 바깥쪽으로 약간 벌어진 상태입니다.

③ 무릎은 펴져 있고, 다리 근육이 단단히 힘을 받고 있어 하체 안정성을 높입니다.

**상체 자세:**

① 상체는 왼쪽으로 길게 뻗으며 측면으로 신전되고 있습니다.

② 왼손은 골반을 짚고 있고, 오른팔은 어깨 위로 올라가 강아지를 부드럽게 안고 있습니다.

**고개 방향:**

고개는 살짝 오른쪽(강아지가 있는 쪽)으로 기울여 강아지를 바라보는 듯한 자연스러운 시선 처리를 합니다.

> **효과** 몸의 측면을 스트레칭하여 옆구리, 갈비뼈 주변 근육을 이완, 코어 강화 및 하체 안정성 향상, 강아지와의 신뢰감 형성, 교감 증진. 팔과 어깨, 옆구리의 근력 및 유연성 향상

## 09

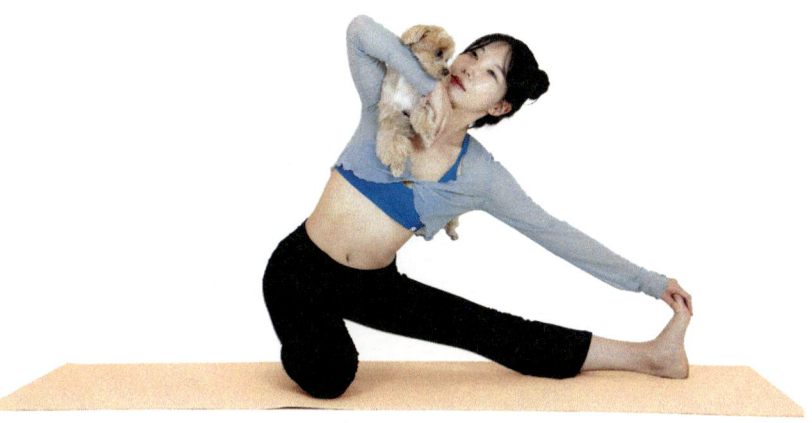

## 도그 게이트 스트레치(Dog Gate Stretch)
- 너를 품고, 옆구리 끝까지 나를 활짝 펴내는 시간

① 보호자는 한쪽 무릎을 바닥에 꿇고, 반대쪽 다리는 옆으로 곧게 뻗습니다.
② 반려견은 안쪽 어깨 위로 부드럽게 끌어안고, 다른 팔은 옆으로 뻗은 다리의 발끝을 향해 기울입니다.
③ 척추는 자연스럽게 옆으로 늘어나고, 가슴은 활짝 펴며 시선은 반려견 또는 천장을 향합니다.
④ 몸을 과도하게 기울이지 말고, 반려견이 안정적으로 보호자의 어깨에 안길 수 있도록 주의합니다.

### 효과
- 반려견: 어깨 위에 올라 보호자의 움직임을 따라가며 균형감각 자극, 피부 맞닿음과 안기는 자세를 통해 정서적 안정감 형성, 보호자의 리드에 따라 신뢰 관계 증진
- 보호자: 옆구리와 갈비뼈 사이 근육을 부드럽게 이완, 골반과 햄스트링 스트레칭, 몸의 좌우 균형 회복, 반려견을 안고 유지함으로써 상체 코어 강화 및 집중력 향상

### 바른 자세를 위한 3가지 조건
- 반려견이 어깨에 기대기 편하도록 손으로 부드럽게 지지
- 몸을 숙일 때 반대쪽 골반이 들리지 않도록 주의
- 양쪽을 번갈아 수행해 좌우 균형 맞추기

## 10

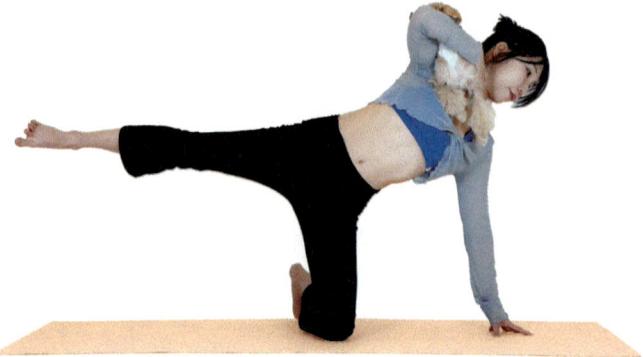

## 도그 밸런스 사이드 킥
**(Dog Balance Side Kick)**
- 너를 품은 채, 나를 믿고 버티는 순간

① 보호자는 네발기기 자세에서 시작해 한 손은 바닥을 짚고, 같은 방향의 무릎은 바닥에 댄 채 중심을 잡습니다.
② 반대쪽 다리는 옆으로 들어 올리고, 그 방향의 손은 반려견을 안은 채 몸쪽으로 끌어안습니다.
③ 반려견은 보호자의 가슴이나 어깨 가까이에 안정감 있게 안깁니다.
④ 시선은 위나 앞을 향하며, 가슴은 활짝 열어 줍니다.

### 효과
▶ 반려견: 보호자의 품 안에서 포근한 감각과 안정된 심박을 느끼며 심리적 안정, 높이 들린 자세에서 보호자와 함께 중심을 맞추며 신뢰감 형성
▶ 보호자: 복부 코어 근육, 엉덩이 옆쪽, 옆구리 강화. 척추 측면 이완, 균형감각과 집중력 향상. 반려견을 안은 상태에서의 중심 잡기는 심리적 안정과 자신감 강화

### 바른 자세를 위한 3가지 조건
- 반려견이 작은 체구일수록 더 적합한 자세(2~5kg 이하 권장)
- 보호자 팔과 어깨의 안정성이 확보된 상태에서 시작
- 자세 유지 중 반려견이 낑낑거리거나 불안해할 경우 즉시 자세 해제

## 11 견 품은 비둘기 스트레칭

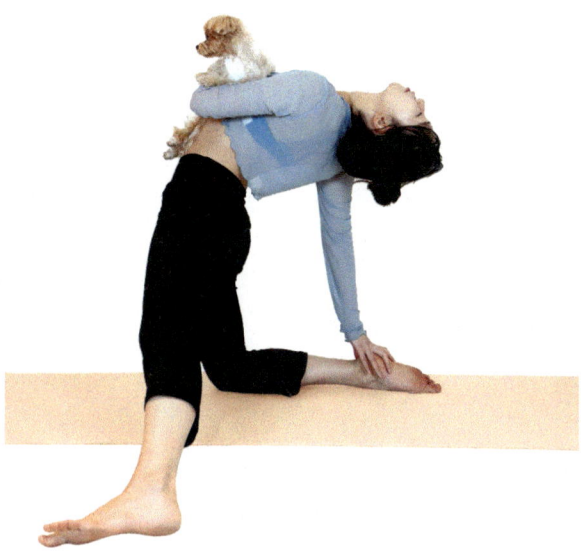

① 보호자는 네발기기 자세에서 시작해 한 손은 바닥을 짚고, 같은 쪽 무릎은 바닥에 댄 채 중심을 잡습니다.
② 반대쪽 다리는 옆으로 들어 올려 뒤로 쭉 뻗고, 그 방향 손으로는 강아지를 품에 안아 몸쪽으로 끌어안습니다.
③ 강아지는 보호자의 가슴이나 어깨 가까이에 안정감 있게 안기고, 시선은 위나 앞을 향하며 가슴을 활짝 열어 줍니다.

### 효과
- 반려견: 보호자의 품 안에서 포근한 감각과 안정된 심박을 느끼며 심리적 안정과 신뢰감 형성
- 보호자: 복부 코어 근육과 엉덩이 옆쪽, 옆구리 강화, 척추 측면 이완과 균형 감각, 집중력 향상. 강아지를 안은 상태에서 중심 잡기로 심리적 안정과 자신감 상승

### 바른 자세를 위한 3가지 조건
- 강아지가 작을수록 자세 유지에 유리(2~5kg 권장)
- 보호자 팔과 어깨 안정성이 확보된 상태에서 시작
- 무리하지 않고 천천히 호흡과 함께 자세 유지

## 12 도그요가 리버스 워리어
### (Dog Yoga Reverse Warrior)

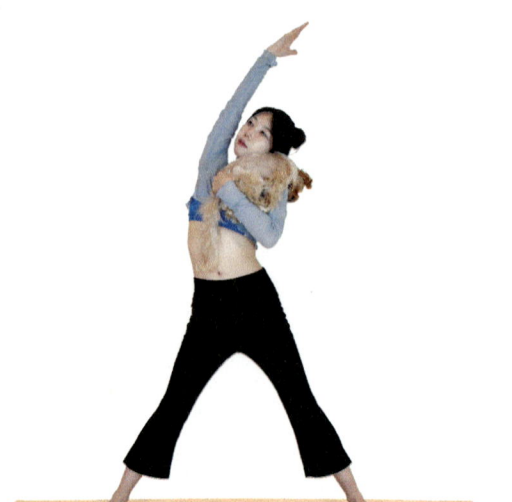

- 너를 안은 채, 더 높이 더 멀리 뻗어나가는 용기

① 보호자는 다리를 넓게 벌리고 선 후, 한쪽 무릎은 살짝 굽히고 반대쪽 다리는 곧게 펴 줍니다.
② 반려견은 가슴 가까이 안은 채, 반대쪽 팔을 하늘 위로 크게 뻗으며 상체를 옆으로 기울입니다.
③ 시선은 천장을 향하거나 반려견을 바라보며, 호흡은 깊고 부드럽게 이어 갑니다.
④ 반려견이 놀라지 않도록 팔의 움직임은 유연하게, 품에 안정감 있게 안아 주세요.

### 효과

▶ 반려견: 보호자 품 안에서 느끼는 포근함과 보호감, 평소보다 높아진 시야를 통해 호기심 자극과 감각 자극. 보호자의 움직임 속에서도 안전하게 안겨 있는 경험으로 신뢰감 향상
▶ 보호자: 옆구리 스트레칭으로 갈비뼈 이완과 호흡 깊이 향상, 하체 근력과 균형 감각 강화. 반려견을 안은 채 움직이며 심신의 집중력과 유연한 리더십 향상

### 바른 자세를 위한 3가지 조건

- 자세를 유지할 때 반려견이 흔들리지 않도록 중심 잡기
- 한쪽으로만 하지 않고, 좌우 번갈아 수행해 몸의 균형 맞추기
- 반려견이 낯선 자세에 긴장하지 않도록 부드러운 말과 손길을 함께 사용할 것

# 13

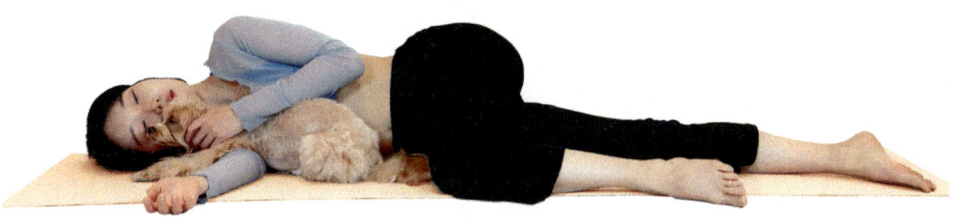

## 사이드 릴렉싱 포즈
### (Side Nap with Puppy)

① 바닥에 옆으로 누워, 무릎은 살짝 굽혀 자연스럽게 포갠 상태를 유지합니다.

② 아래쪽 팔은 머리를 받쳐 주거나 앞쪽으로 뻗고, 위쪽 팔은 강아지를 안거나 감싸안듯 내려놓습니다. 이때 반려견은 보호자의 몸 안쪽, 복부 쪽 또는 팔 안쪽에 눕습니다. (체온이 전해질 수 있도록 살짝 밀착 상태 유지)

③ 눈은 감거나 강아지를 바라보며 편안히 휴식합니다. 보호자의 숨소리와 촉감에 따라 강아지도 함께 이완됩니다.

**효과** 심리적 안정감 극대화(보호자와 강아지 모두), 호흡의 리듬 동기화 → 교감 호흡 훈련, 잠들기 전 릴랙세이션 루틴으로 매우 유용. 긴장이 심한 반려견에게 추천되는 신뢰형 자세

**유의 사항**
- 자세 자체보다는 에너지와 호흡의 안정감이 핵심
- 강아지가 편안하게 숨 쉴 수 있는 공간을 만들어 줄 것
- 요가 수련 후 마무리 휴식, 또는 도그요가 전 심리 안정용으로 활용 가능

# 2. 소심하고 겁 많은 강아지를 위한 도그요가 루틴

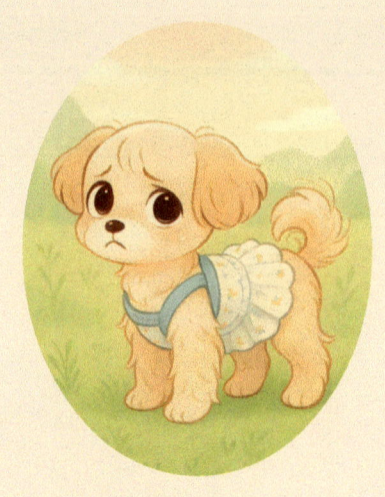

- **겁 많은 강아지의 특징:**
  - 낯선 사람, 공간, 상황에 쉽게 위축됨
  - 몸을 만지거나 안기는 것에 저항감 있음
  - 소리, 움직임, 조명 등 환경 자극에 민감하게 반응

## 🐾 추천 도그요가 동작

보호자 품 안에서 '밀착형' 요가

| 효과 | 심리적 안정감, 신뢰 형성 |
|---|---|

# 01

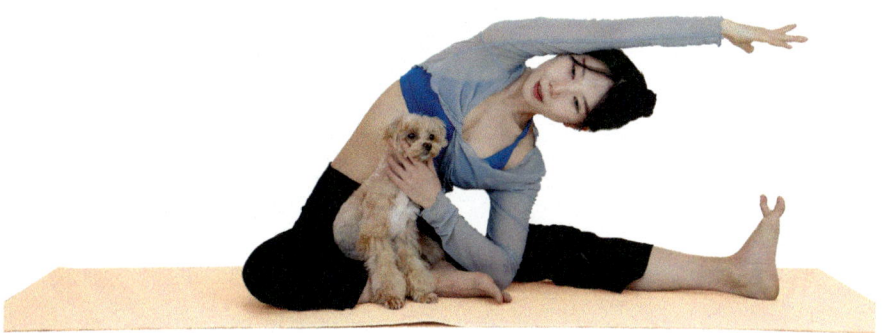

## 달을 품은 옆구리 스트레칭

① 앉은 자세에서 한쪽 다리를 펴고 반대쪽 무릎은 구부려 반려견을 안쪽에 편하게 앉게 합니다.
② 상체를 반대 방향으로 길게 늘리며 옆구리를 스트레칭합니다.

> **효과**
> ▸ 반려견: 안기며 느끼는 심리적 안정감
> ▸ 보호자: 옆구리 이완, 척추 측면 유연성 향상

## 02

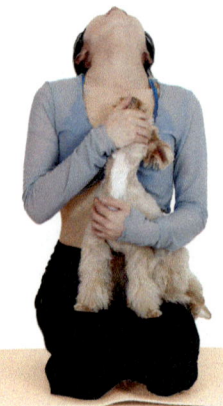

## 견포옹 자세(Dog Hug Pose)

❶ 수련자는 무릎을 꿇고 앉은 자세(바즈라아사나 또는 금강좌)를 취합니다.
❷ 강아지를 두 팔로 가슴 가까이 부드럽게 감싸안은 상태에서 머리를 뒤로 젖히고 하늘을 향해 마음을 여는 듯한 목과 가슴 확장 동작을 함께합니다.
❸ 강아지는 보호자의 품 안에 자연스럽게 안긴 상태로, 정적인 상태에서 온기와 신뢰를 나눕니다.

> **효과**
> ▸ 반려견: 안정감과 보호받는 느낌. 사람의 심장소리와 체온을 가까이서 느끼며 정서적 유대 강화
> ▸ 보호자: 가슴을 활짝 여는 감정 해방, 목과 상체 앞면의 유연성 향상. 마음의 안정, 스트레스 완화, 따뜻한 감정 상승

## 03 도그 해피 베이비 포즈
## (Dog Happy Baby Pose)

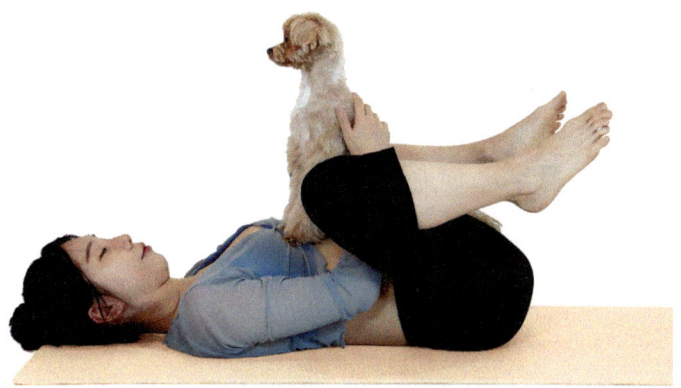

**- 네가 내 배 위에 올라온 순간, 세상이 잠시 멈춘 것 같았어**

① 보호자는 등을 바닥에 대고 누운 상태에서 무릎을 구부려 가슴 가까이 당겨 안습니다.
② 양손은 정강이나 무릎 뒤쪽을 가볍게 감싸고, 복부 위에는 반려견이 안정적으로 서 있도록 합니다.
③ 강아지가 앞발로 보호자의 가슴이나 어깨를 짚고 균형을 잡을 수 있도록 유도합니다.
④ 눈을 맞추거나, 보호자의 얼굴을 핥으며 교감을 나누는 시간이 자연스럽게 이어집니다.

### 효과

▶ 반려견: 보호자의 배 위에서 안정적으로 균형을 잡는 경험, 몸이 들린 자세에서 새로운 감각 자극, 보호자와 눈높이를 맞추며 친밀한 **유대감 형성**
▶ 보호자: 허리와 골반 주변 근육 이완, 복부 마사지 효과. 내장기관 자극 → 소화 촉진 및 가스 배출에 도움. 반려견과의 접촉으로 스트레스 완화, **심리적 힐링** 효과

### 바른 자세를 위한 3가지 조건

- 강아지가 긴장하지 않도록 부드럽고 평평한 배 위에 올릴 것
- 너무 오래 올려 두지 않고 10~15초씩 짧게 유지하며 교감 반복
- 자세 전후 강아지에게 칭찬과 간식 등 긍정적 보상 제공

## 04

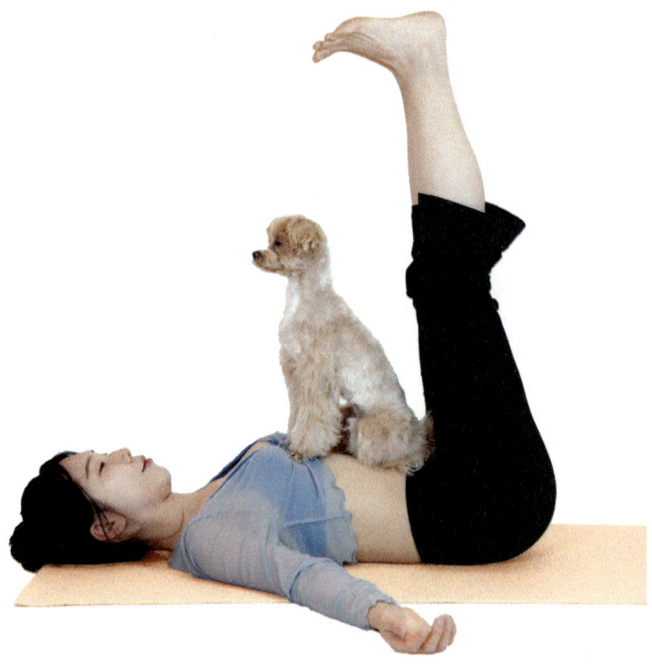

## 행복한 높이, 신뢰의 자리

① 다리를 90도 들어 올린 상태에서 반려견이 배 위에 앉도록 유도합니다.
② 발끝은 천장을 향해 뻗어 다리 정렬을 유지합니다.

**효과**

▸ 반려견: 높은 곳에서 균형 유지하며 신뢰감 형성
▸ 보호자: 복부 근력 강화, 하체 혈액순환 촉진

## 05

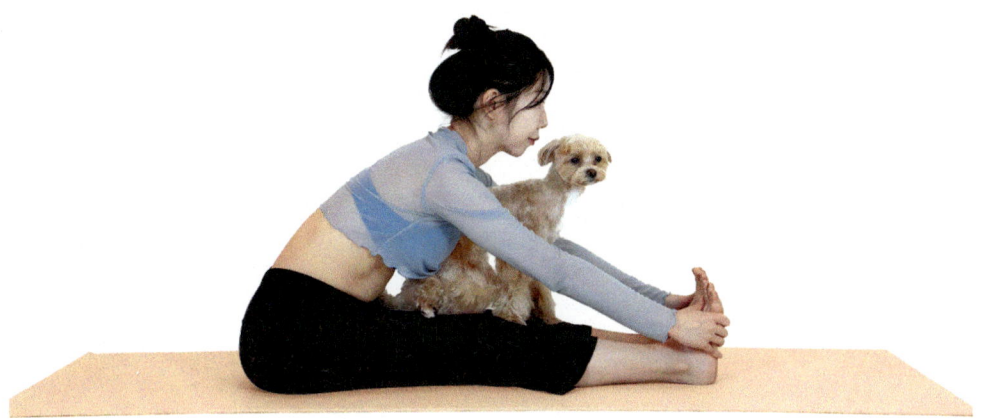

## 함께하는 전굴(함께 앞으로 숙이기)

① 다리를 쭉 뻗고 앉은 상태에서 상체를 숙이면서 발끝을 잡습니다.
② 반려견은 허벅지 위 또는 배 가까이에 편하게 앉힙니다.

**효과**

▶ 반려견: 보호자와의 밀착을 통해 감정 안정
▶ 보호자: 햄스트링과 척추 유연성 개선

06

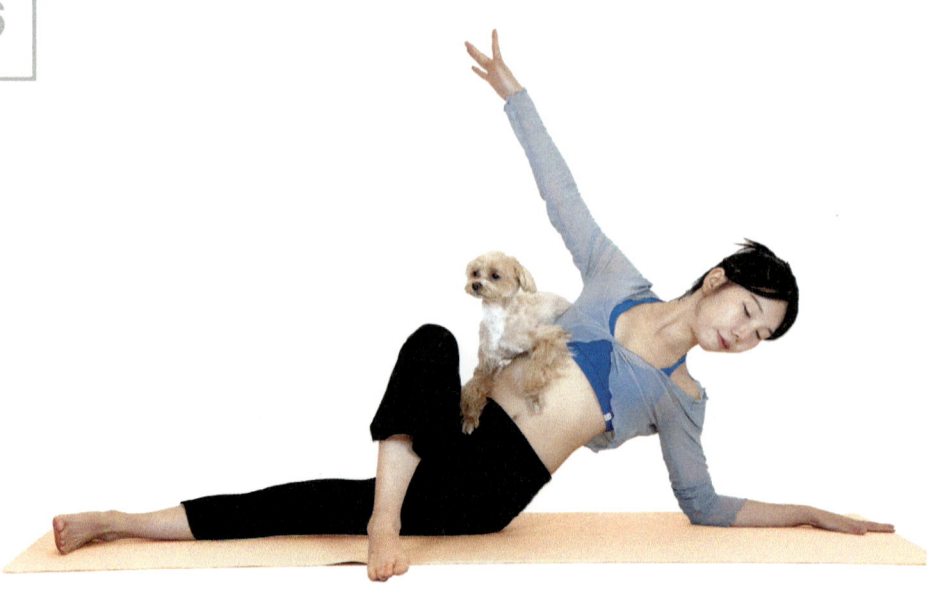

## 견사이드릴렉스 자세(Dog Side Relax Pose)

① 바닥에 옆으로 누운 상태에서 팔꿈치로 상체를 살짝 들어 올리고, 위쪽 손은 천장을 향해 뻗습니다.
② 한 다리는 굽혀 세우고, 강아지를 골반 또는 옆구리 쪽에 안듯이 편안하게 올려 놓습니다.
③ 시선은 손끝 또는 강아지 방향을 유지합니다.

**효과**
- 반려견: 긴장 완화와 함께 보호자와의 평온한 연결감 형성
- 보호자: 측면 스트레칭 및 휴식, 허리 옆 라인과 어깨 릴렉스

## 07

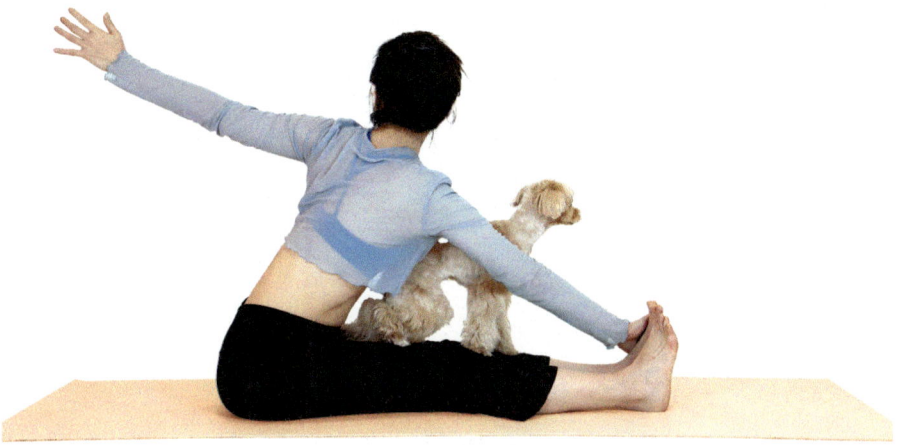

## 안전 신호를 보내는 전굴 포즈

① 전굴 동작 중 한 손은 반려견을 감싸안듯 둡니다.
② 다른 손은 옆으로 펼쳐 반려견에게 "지금 괜찮아."라는 신호를 보냅니다.
③ 일정한 리듬으로 수행하면서, 강아지를 옆에 두고 손으로 리듬을 같이 맞춰 줍니다.

### 효과
- 반려견: 보호자의 시각적, 신체적 안정신호로 심리적 안정 유도
- 보호자: 가슴 열기 + 전굴 결합

### 유의 사항
- 소심한 강아지는 '예측 불가능한 움직임'에 불안을 느낍니다.
- 천천히, 같은 동작을 반복해 신뢰를 쌓는 것이 핵심입니다.

08

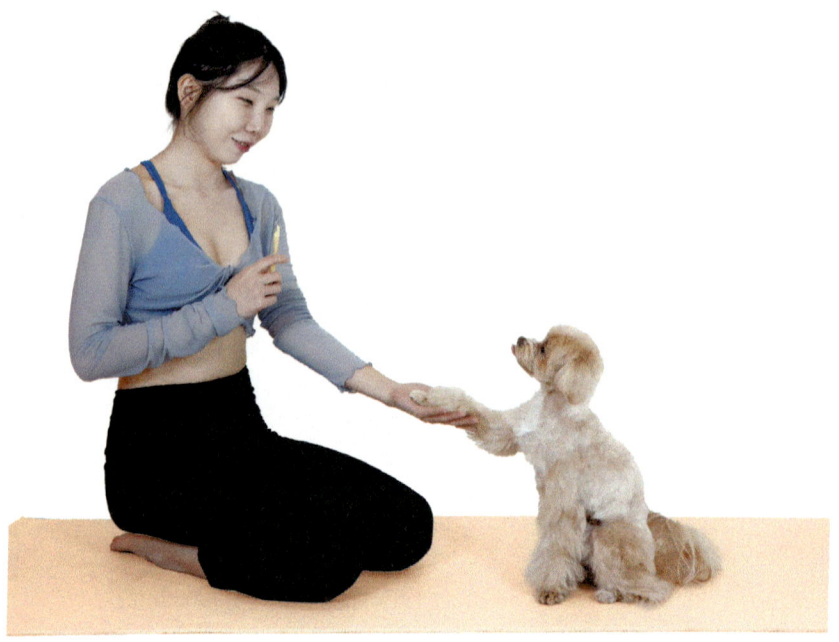

## 손 잡는 인사
### - 연결의 시작

① 보호자가 무릎을 꿇고 앉은 채 반려견과 눈을 맞추며 앞발을 잡습니다.
② 기본 트릭처럼 보이지만 도그요가에서는 에너지 연결의 시작이 됩니다.

**효과**   친밀감 강화, 집중 유도

## 09 천천히 다가가는 교감 중심 자세

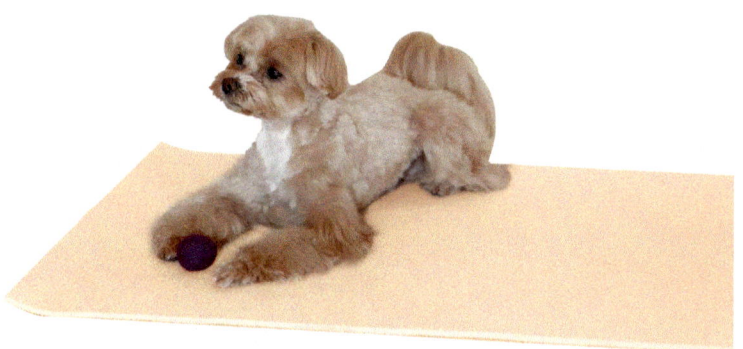

① 강아지가 거리를 두려 할 땐, 억지로 붙잡지 않고 보호자가 자세를 낮춘 채 머무르는 것만으로 충분합니다.
② 보호자가 한쪽 무릎을 꿇거나 매트에 엎드린 채, 자기 호흡에 집중하며 '같이 있어 줄 준비가 되어 있다는 신호'만 조용히 보내세요.
③ 강아지가 눈을 마주치거나 다가올 경우, 손을 천천히 내밀고 짧은 칭찬을 해 주세요.

'쉼' 그 자체가 요가입니다. 요가의 마무리는 움직임 없이 조용히 누워 있는 시간으로 구성하세요. 강아지가 곁에만 있어도 좋고, 다가오지 않더라도 상관없습니다. 이 시간 동안 보호자는 눈을 감고 조용히 호흡하며, 마음속으로 '너와 같이 있어서 행복해.'라고 생각해 보세요. 그 에너지는 말하지 않아도 강아지에게 전달됩니다.

**효과**  관계 형성, 선택권 존중

**유의 사항**
- 억지로 안기게 하지 마세요. 기다려 주세요.
- 말보다는 눈빛, 호흡, 터치의 리듬이 강아지를 안심시킵니다.
- 반복되는 동작, 예측 가능한 움직임은 불안한 아이에게 큰 위로가 됩니다.
- '요가 자세'가 목표가 아닌, '편안한 교감의 시간'을 목표로 하세요.

# 3. 슬개골 탈구를 조심해야 하는 강아지를 위한 도그요가 루틴

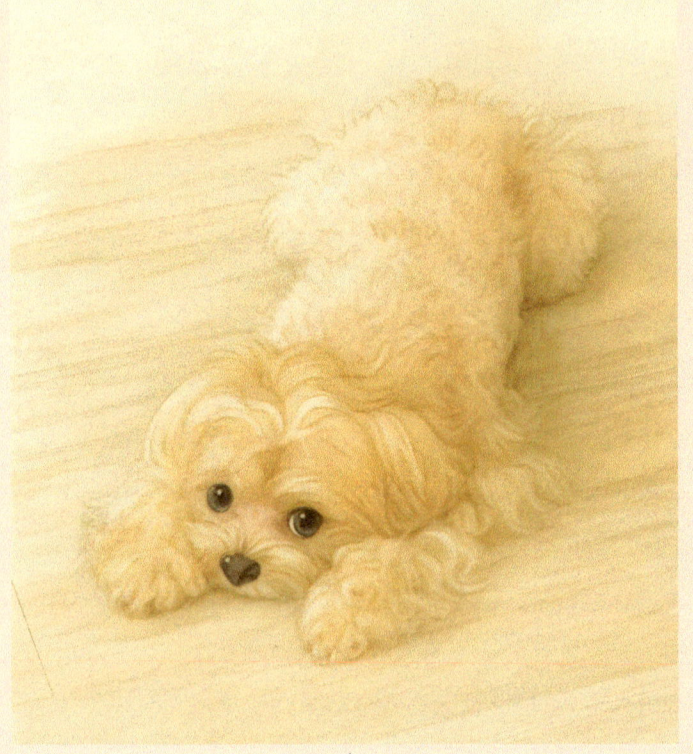

- **슬개골 탈구를 조심해야 하는 강아지의 특징:**
  - 무릎뼈(슬개골)가 제자리에서 쉽게 빠지거나 어긋나는 상태
  - 주로 소형견에게 많으며, 반복될수록 관절염으로 이어질 수 있음
  - 계단, 점프, 미끄러운 바닥, 갑작스러운 방향 전환에 약함

### 🐾 추천 도그요가 동작

하체에 부담 없는 바닥 중심 요가

01

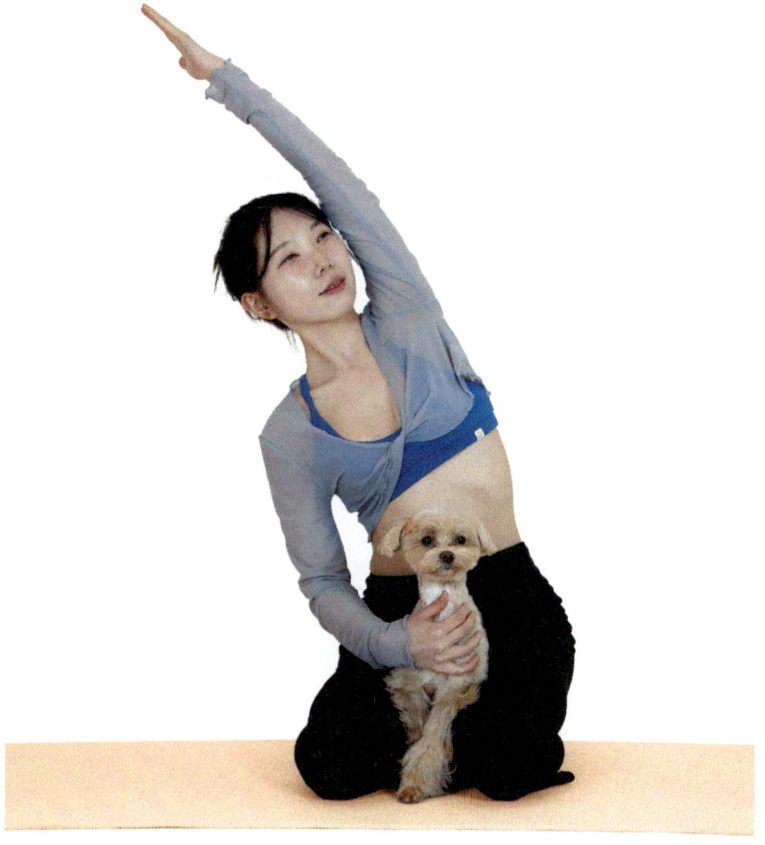

## 사랑의 곡선
### – 무릎 위 옆구리 스트레칭

① 반려견을 무릎 위에 둔 채 상체를 한쪽으로 기울여 옆구리를 늘립니다.
② 반려견은 보호자의 허벅지나 복부 쪽에 기대게 됩니다.

**효과**
- 반려견: 안긴 자세로 보호자의 체온과 심박을 느끼며 안정감을 느낌
- 보호자: 옆구리 스트레칭 + 안정감

# 02

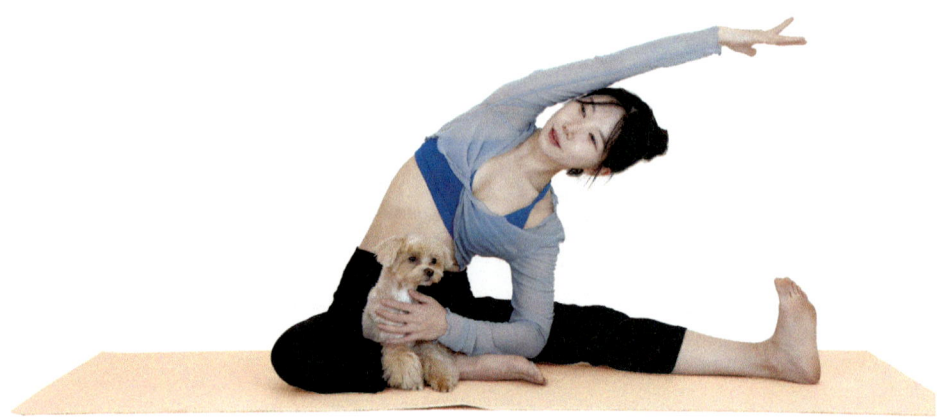

## 도그 사이드 스트레치 포즈

① 보호자의 무릎 위나 쿠션 위에 강아지를 올려 체중이 다리로 실리지 않게 합니다.
② 상체 중심의 호흡 요가나 부드러운 손길 중심의 교감 요가를 시행합니다.
③ 강아지를 눕히기보다는 '기댈 수 있는 자세'로 유도하세요.

**효과**    관절 보호, 긴장 완화

**유의 사항**
- 강아지를 서게 하지 않고, 앉아 있거나 누워 있는 상태에서 진행되는 요가가 가장 안전합니다.
- 점프나 갑작스러운 동작은 금지!

# 03

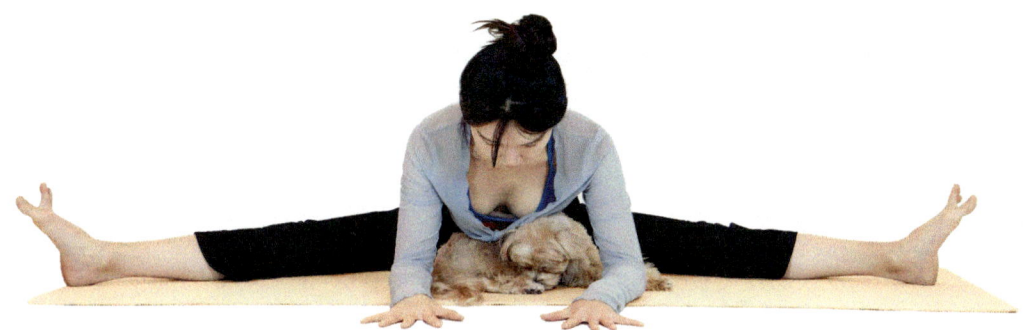

## 도그요가 와이드 폴드
### (Dog Yoga Wide Fold)

① 보호자는 다리를 넓게 벌리고 앉은 후, 허리를 곧게 세운 상태에서 상체를 천천히 앞으로 숙입니다.
② 반려견은 보호자의 무릎 앞 혹은 가슴 가까이에 편안히 안겨 있도록 합니다.
③ 이때 보호자는 반려견의 등에 부드럽게 손을 얹어 안정감을 전달하며, 함께 깊은 호흡을 이어 갑니다.

> **효과**
> 
> ▶ 반려견: 보호자와의 밀착된 스킨십을 통해 심리적 안정감과 유대감 형성, 긴장된 근육과 신경계를 자연스럽게 이완, 보호자의 안정된 호흡과 체온을 통해 편안한 상태 유도
> ▶ 보호자: 햄스트링, 내전근, 골반 주변의 유연성 향상, 척추를 부드럽게 늘려 주어 허리 통증 완화, 반려견과의 교감으로 인한 정서적 안정 및 스트레스 완화
> 
> **바른 자세를 위한 3가지 조건**
> 
> - 반려견이 긴장을 풀고 보호자 품에 편안히 안길 수 있도록 부드러운 분위기 유도
> - 무리하게 숙이지 말고, 호흡에 맞춰 천천히 상체를 기울일 것
> - 반려견이 움직이려 할 경우 억지로 붙잡지 않기 - '함께하는 마음'이 가장 중요

## 04 | 도그 트위스트 포즈
### (Dog Twist Pose)

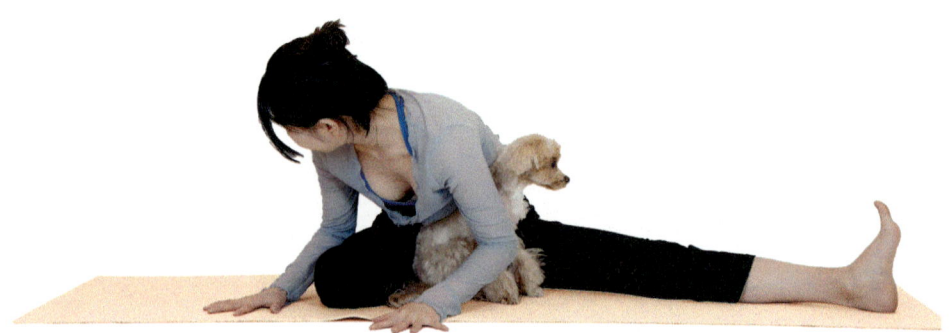

**- 내 몸을 돌려, 너를 바라보다**

① 보호자는 한쪽 다리는 길게 펴고, 반대쪽 다리는 안으로 접은 상태로 앉습니다.
② 상체는 다리를 펴고 있는 방향 쪽으로 천천히 비틀며, 반려견은 접은 다리 위나 몸 가까이에 두고 부드럽게 손으로 감싸안습니다.
③ 시선은 반려견을 향하거나, 척추를 길게 세운 상태로 측면을 바라봅니다.
④ 반려견이 움직이지 않도록 억지로 고정하기보다는, 자연스럽게 옆에 기대거나 안기도록 유도합니다.

> **효과**
> ▶ 반려견: 보호자와의 눈맞춤, 손길을 통해 정서적 안정 유도, 보호자의 몸에 기대며 편안함과 신뢰감을 느낄 수 있음. 보호자의 몸 움직임에 따라 자연스러운 스킨십과 교감
> ▶ 보호자: 척추 측면 이완, 복부 장기 자극을 통한 소화 기능 강화. 갈비뼈와 옆구리 근육의 이완. 한쪽 방향으로의 회전을 통해 심신의 균형 회복
>
> **바른 자세를 위한 3가지 조건**
> - 반려견이 불안해하지 않도록 말과 손길로 계속 소통
> - 척추를 곧게 세우고, 천천히 회전하며 호흡 유지
> - 반려견이 얹힌 다리에 무리가 가지 않도록 몸의 무게 중심을 분산

## 05

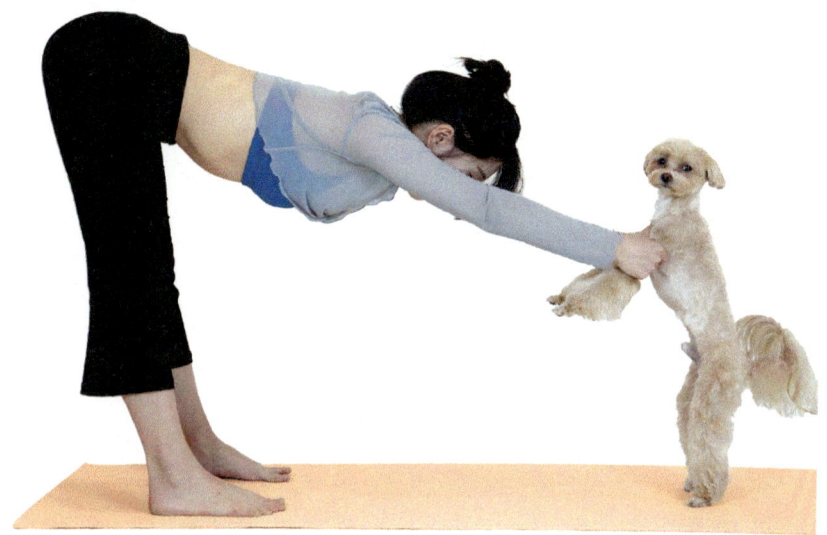

## 서로 잡은 자세(Connected Hands Pose)

① 보호자는 다리를 골반 너비로 벌리고 선 후, 허리를 90도 가까이 숙이며 양팔을 앞으로 뻗습니다.
② 강아지는 두 뒷발로 서 있고, 앞발을 보호자의 손 위나 손바닥에 살포시 올린 형태입니다.
③ 서로 손을 맞잡은 듯한 자세에서 서로의 균형과 신뢰를 확인하게 됩니다.
④ 시선은 자연스럽게 강아지를 향하고, 호흡은 부드럽게 이어 갑니다.

### 효과

- ▶ 반려견: 놀이처럼 느껴지며 자연스러운 앞발 스트레칭, 보호자와의 아이컨택 및 접촉을 통한 안정감과 기쁨
- ▶ 보호자: 햄스트링 스트레칭, 등과 척추 이완. 마음을 내려놓고 강아지와 수평적 관계로 마주하는 힐링.

### 바른 자세를 위한 3가지 조건

- 짧게, 자발적으로 강아지가 스스로 앞발을 보호자 손에 올릴 때만 2~3초 이내 유지, 반복은 2~3회 이하로 합니다.
- 억지로 앞발을 들게 하거나 오래 서 있게 하면 오히려 무리입니다. 미끄럽지 않은 바닥 요가 매트, 미끄럼 방지 러그 등을 사용합니다. 뒷발이 미끄러지면 관절에 충격이 갑니다.
- 강아지 체형과 관절 상태를 확인합니다. 슬개골이 정상 위치에 있고 비만하지 않고, 활동성이 좋은 경우에만 진행합니다. 이미 슬개골 탈구가 있는 경우에는 앉아서 앞발만 터치하는 방식으로 수정합니다.

### 유의 사항

- 소형견이 건강한 관절 상태를 가지고 있는 경우, 짧은 시간 동안 뒷다리 근육과 균형 감각을 사용하는 것은 슬개골 주변 근육 강화에 도움이 될 수도 있습니다.
- 단, 바르게 선 상태에서 보호자가 허리를 숙이며 손을 자연스럽게 내밀고, 강아지가 자발적으로 앞발을 올리는 정도 또는, 사람이 무릎 꿇은 자세에서 강아지가 앞발을 무릎에 얹는 것만으로도 충분히 유사 효과가 가능합니다.

## 06

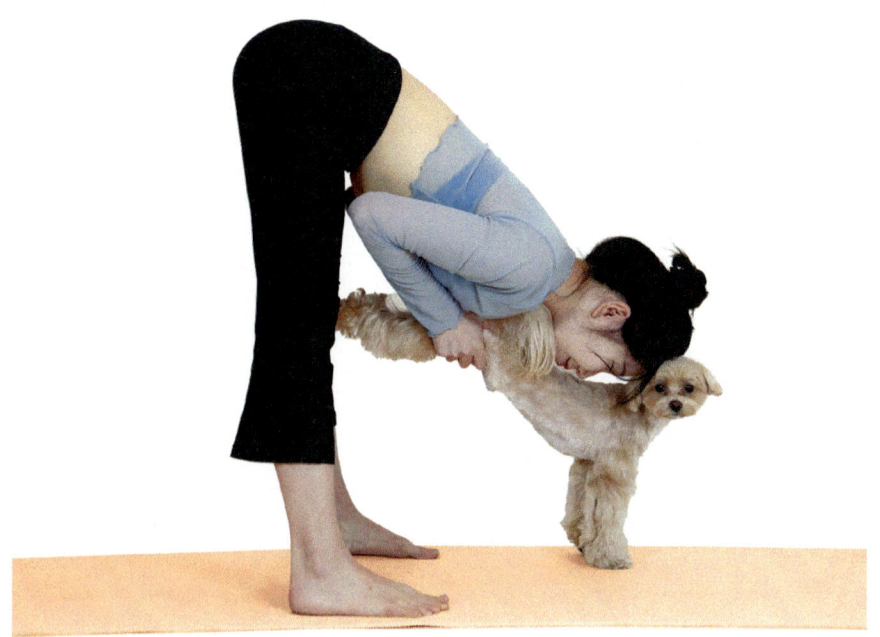

## 댕댕이 데드리프트
**(Puppy Deadlift Hug)**

① 보호자가 무릎을 살짝 굽힌 채 엉덩이를 뒤로 빼면서 상체를 앞으로 숙이고, 반려견의 앞발을 잡아 눈을 맞추듯 마주합니다.

② 마치 데드리프트 자세처럼 하체와 척추를 단단하게 사용하며 반려견과 교감하는 동작입니다.

**효과** 햄스트링과 둔근(엉덩이 근육)을 활성화시켜 하체 근력 향상에 도움을 줍니다. 척추 정렬과 중심 잡기에 효과적이며, 전신의 안정감을 높여줍니다. 반려견과의 교감을 통해 심리적 안정과 유대감을 높이고, 스트레스 완화에 도움을 줍니다. 허리 근육과 코어 강화에 효과적인 동작입니다.

## 07

## 보조 도구 활용
### - 점프 방지 & 균형 훈련

① 요가 매트는 6mm 이상 두께로 준비하고, 강아지 발아래에는 미끄럼 방지 담요나 러그를 반드시 깔아 주세요.
② 보호자 다리 사이에 강아지를 앉히거나, 작은 방석 위에 앉힌 채로 균형을 잡는 놀이형 요가도 추천됩니다.
③ 보조 도구 없이 맨바닥에서 요가할 경우 강아지의 다리에 미세한 충격이 누적될 수 있으므로 피해 주세요.

서거나 뛰게 하지 마세요. 기댈 수 있는 자세와 바닥 중심 루틴이 가장 안전합니다.
근육은 키우되, 관절은 보호해야 합니다. 근육 강화 + 미세한 균형 감각 자극이 핵심이에요.

> **유의 사항**
> - 요가 전 무릎 꺾임, 절뚝임, 피로감이 보일 경우 쉬게 하기
> - 강아지가 다리를 계속 핥거나 불편한 행동을 보이면 요가 중단
> - 간식으로 점프 유도하는 행위 금지
> - 마사지는 엉덩이, 허벅지 뒷면, 종아리 부위 위주로, 무릎 바로 주변은 자극하지 않도록 주의

"요가는 강아지를 무리시키지 않는 범위 안에서
'작은 자극'을 반복적으로 주는 연습입니다."

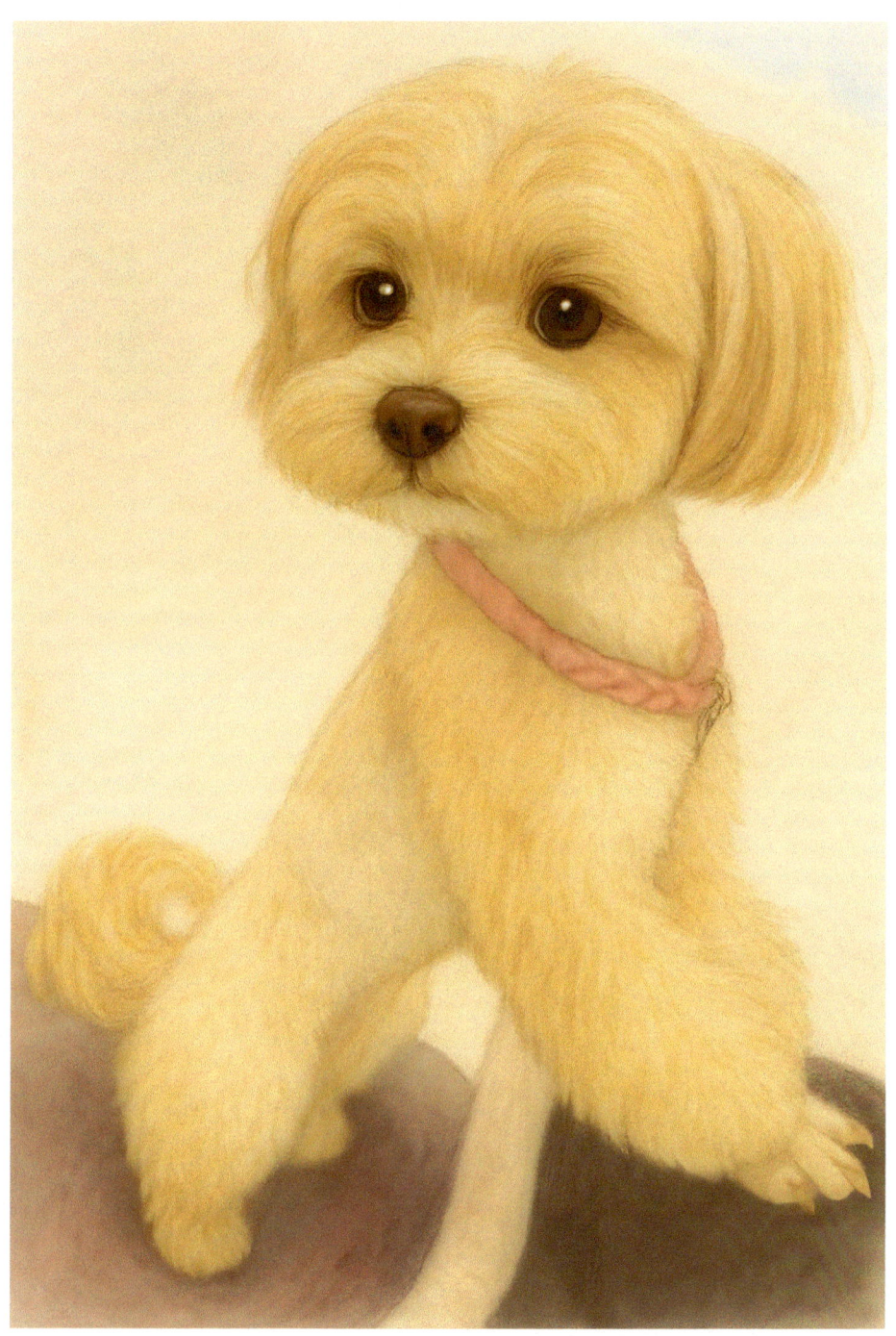

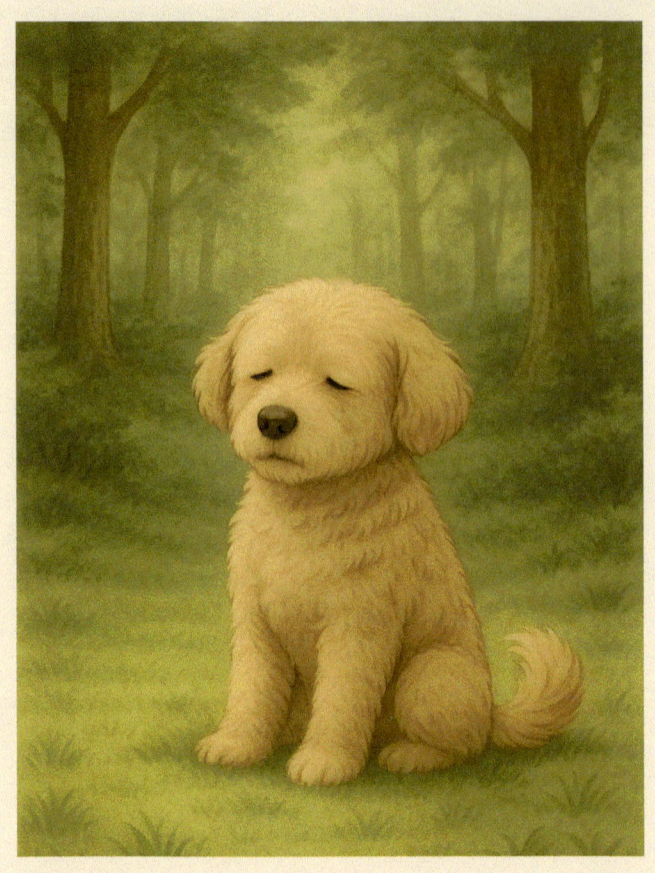

# 4. 시니어 강아지를 위한 도그요가

- **시니어 강아지의 특징:**
  - 관절과 근육이 약해지고 움직임이 줄어듦
  - 청각, 시각, 후각 등 감각이 둔화됨
  - 갑작스러운 접촉이나 낯선 환경에 민감하게 반응할 수 있음
  - 보호자의 손길과 눈빛에 더욱 의존하게 됨

### 🐾 추천 도그요가 동작

저자극 마사지형 요가

## 🐾 저자극형 마사지 요가

1단계

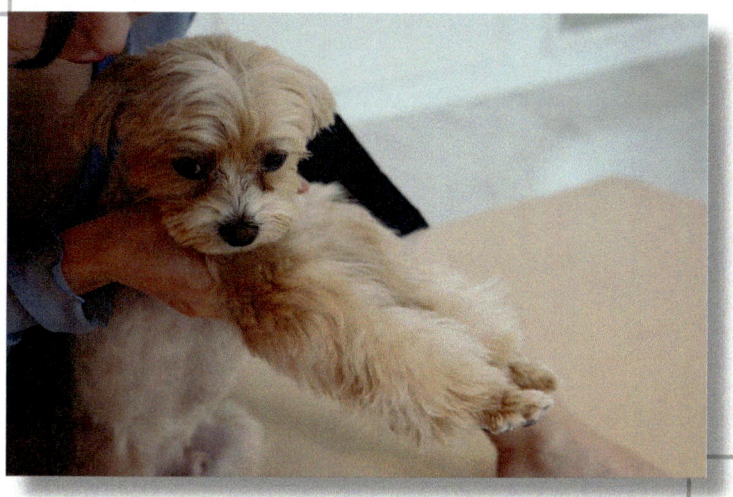

## 어깨 안정 지지

강아지를 양 무릎 사이에 앉히고, 양손으로 앞다리 윗부분(어깨~겨드랑이)을 감싸듯 지지합니다.

| | |
|---|---|
| **효과** | 안정감 유도, 어깨 주변 근육 긴장 완화 |
| **유의 사항** | 강아지 체중을 의지하게 두면서 깊은 호흡과 함께 손의 온기를 전달하세요. |

| 2단계 | ## 앞다리 이완 스트레칭 |

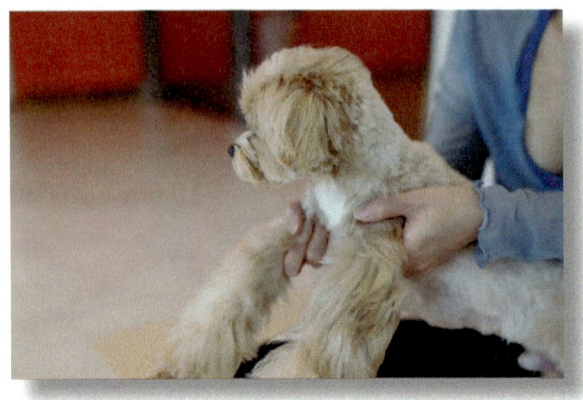 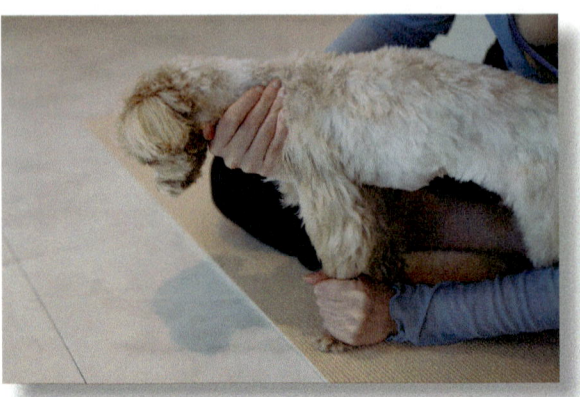

❶ 강아지를 옆에 눕히거나 보호자 무릎 위에 기대게 한 뒤, 귀 뒤, 어깨, 등 라인, 허벅지 안쪽을 중심으로 손바닥 전체로 눌러 주듯이 천천히 문질러 줍니다.

❷ 단순한 쓰다듬기보다, '지압'과 '손 온도'를 통한 이완을 목표로 합니다.

❸ 강아지가 움찔하거나 민감해하는 부위는 피하고, 숨결에 맞춰 천천히 리듬을 주는 것이 핵심입니다.

마사지는 노령견에게 '움직이지 않아도 되는 운동'이 될 수 있어요.

| 효과 | 굳은 앞다리 이완, 혈류 흐름 촉진 |
| 유의 사항 | 관절에 무리가 가지 않도록 부드럽게 한 쪽씩 당깁니다. |

3단계

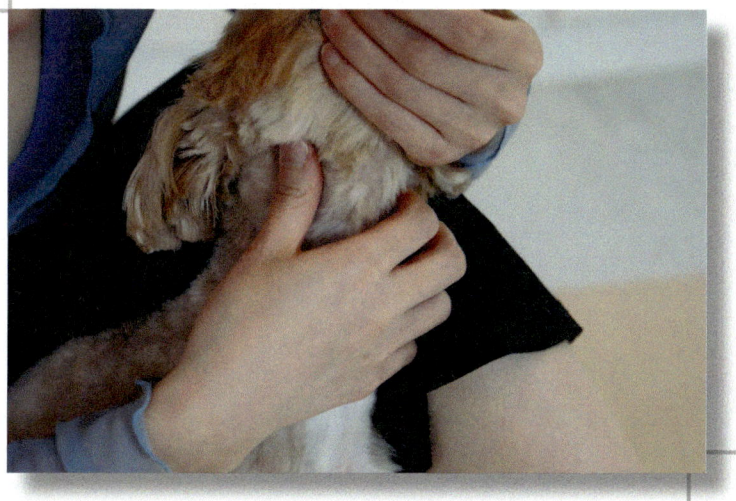

## 어깨~목을 잇는 경계부 마사지

귀 뒤쪽과 어깨 연결 부위를 부드럽게 눌러 림프를 자극합니다.

| | |
|---|---|
| 효과 | 림프순환, 긴장 해소 |
| 유의 사항 | 귀 뒤 움푹 들어간 지점과 목 옆 라인을 함께 쓸어 줍니다. |

4단계

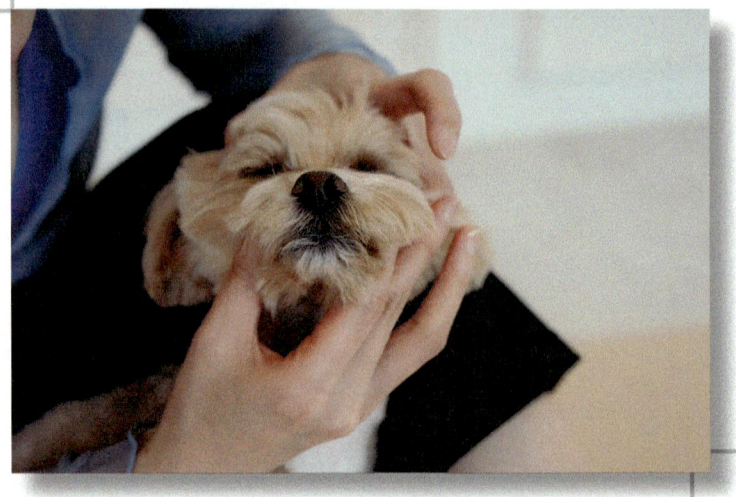

## 입 주변 부드럽게 터치

입 주변, 특히 광대 아래와 턱선을 따라 손끝으로 부드럽게 마사지합니다.

- **효과**  안면 근육 이완, 스트레스 진정
- **유의 사항**  손톱이 닿지 않게 부드러운 압으로, 말없이 호흡에 집중하세요.

### 5단계

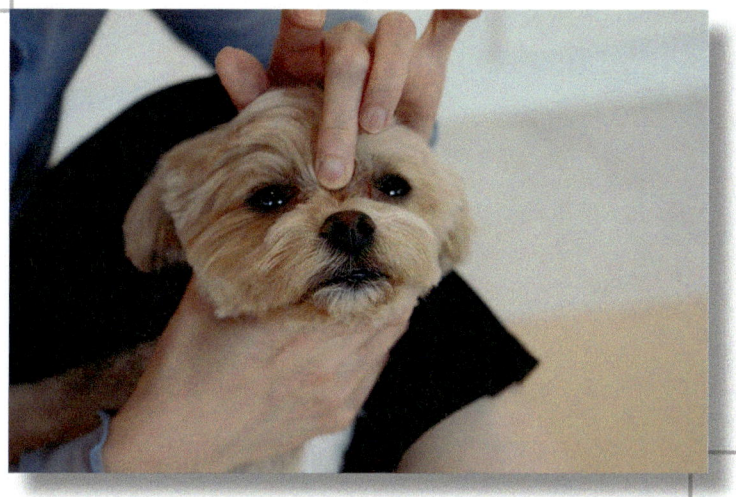

## 이마 중심점 지압

이마 중앙(미간 위) 부위를 두 손가락으로 5초간 눌러 줍니다.

| | |
|---|---|
| 효과 | 신경 안정, 집중력 유도 |
| 유의 사항 | 누르는 힘은 최소화하고 손끝의 진동을 전달하는 느낌으로 마사지 |

### 6단계

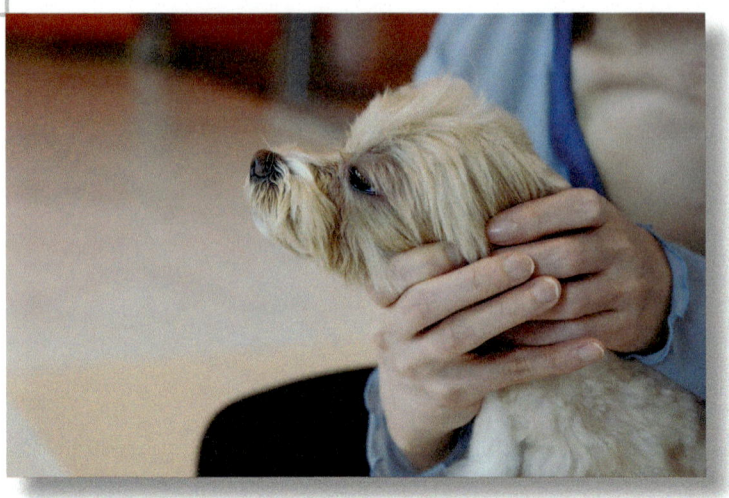

## 이마~귀 앞 라인 쓸기

이마에서 관자놀이 방향으로 손끝으로 부드럽게 원을 그리며 쓸어 줍니다.

**효과** 긴장 완화, 눈 근육 주변의 부드러운 자극

**유의 사항** 오른손 → 왼쪽, 왼손 → 오른쪽 교차로 해 주면 더욱 효과적입니다.

7단계

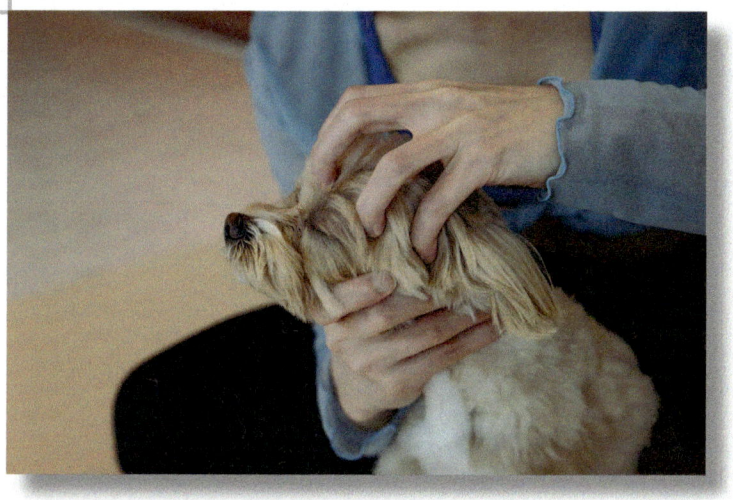

## 두피 누르기 마사지

머리 중앙(정수리) 부위를 손가락으로 꾹꾹 눌러 줍니다.

효과 : 뇌파 안정, 긴장 완화
유의 사항 : 손톱이 아닌 지문으로 천천히 눌러 주세요.

### 8단계

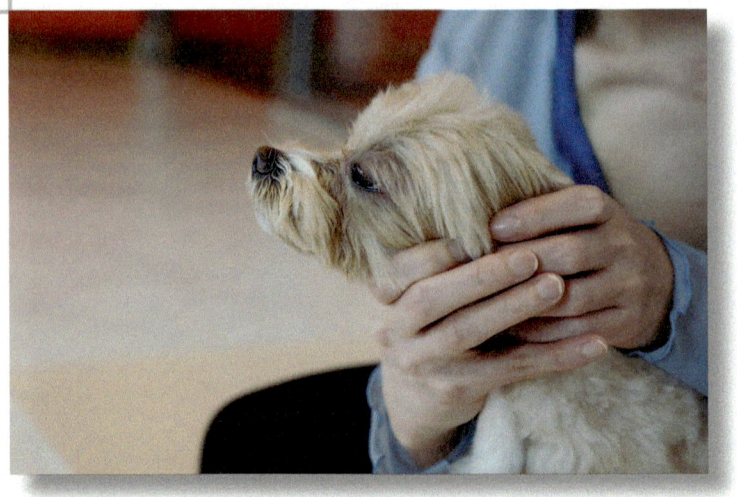

## 귀 뒤~목덜미 감싸기

마무리로 귀 뒤~목덜미를 손으로 감싸 쥐고 보호하듯 지지합니다.

- **효과** 깊은 안정감 제공, 마사지 마무리 신호
- **유의 사항** 강아지가 머리를 기대거나 눈을 감게 유도하며 끝내 주세요.

## 🐾 귀 마사지 순서

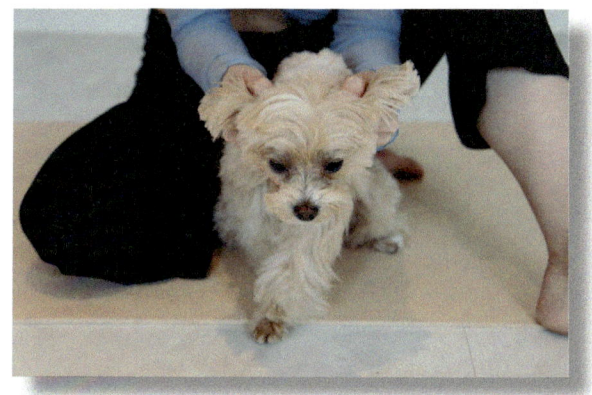
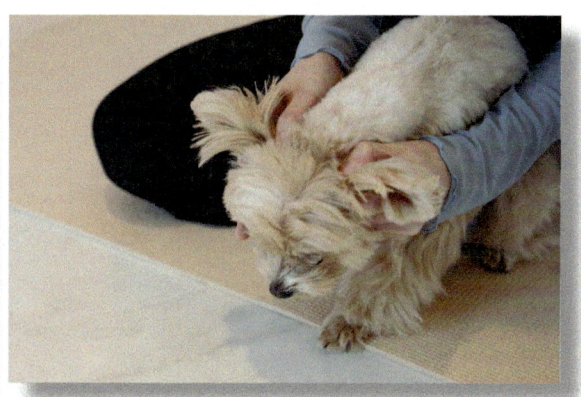

❶ **귀 바깥 라인(뿌리 쪽부터):** 귀의 가장 아래, 귀가 머리에서 시작되는 뿌리 부분을 손가락으로 부드럽게 원을 그리며 자극해 주세요. 귀 혈자리의 시작점이며, 이곳을 자극하면 긴장 완화에 좋습니다.

❷ **귀 뒤쪽과 목 연결 부위:** 귀 뒤의 움푹 들어간 부분(귀 뒤 림프절)을 엄지와 검지로 살살 눌러 주세요. 림프 흐름을 도와 면역력 향상과 노폐물 배출을 유도합니다.

❸ **귀 전체 라인 따라 위쪽으로 쓸기:** 귀 뿌리부터 귀 끝 방향으로 손가락을 밀듯이 쓸어 올려 주세요. 부드럽게 당기며 쓸어 주면 귀의 말단 신경까지 자극이 됩니다.

❹ **귀 끝 살짝 당겨 주기:** 귀 끝을 잡고 살짝만 위로 늘려 주세요. 너무 세게 당기면 불편해할 수 있어요. 귀 끝은 자율신경과 관련된 이완 포인트입니다.

❺ **마무리로 귀 앞쪽과 관자놀이 쓸기:** 귀 앞쪽에서 관자놀이 방향으로 부드럽게 손끝으로 쓸어 주세요. 불안감을 줄여 주는 진정 포인트로, 마사지 마무리에 적합합니다.

## 01  림프순환 촉진 & 관절 풀어 주기 루틴

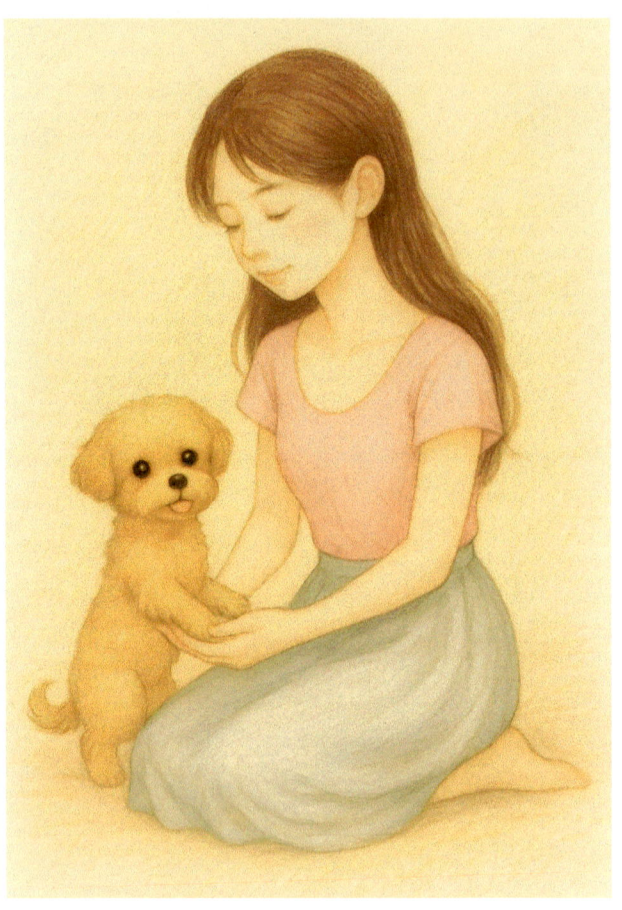

❶ 다리 끝(발가락)에서 시작해 관절 방향으로 부드럽게 쓸어 올리듯 마사지해 주세요.
❷ 특히 겨드랑이, 사타구니, 목 주변 등 림프절이 몰린 부위는 손끝으로 원을 그리듯 가볍게 자극합니다.
❸ 관절 주변(무릎, 팔꿈치)은 강하게 누르지 않고, 보호자의 손으로 보온해 주는 것만으로도 순환에 도움이 됩니다.

요가 전후로 하는 이 루틴은 하루 5분만으로도 큰 효과를 줍니다.

**효과**   부종 예방, 혈액순환 개선, 뻣뻣함 완화

## 02 쉼과 함께하는 요가(사바사나 중심)
### - 요가의 마무리는 함께 쉬는 시간, 사바사나입니다

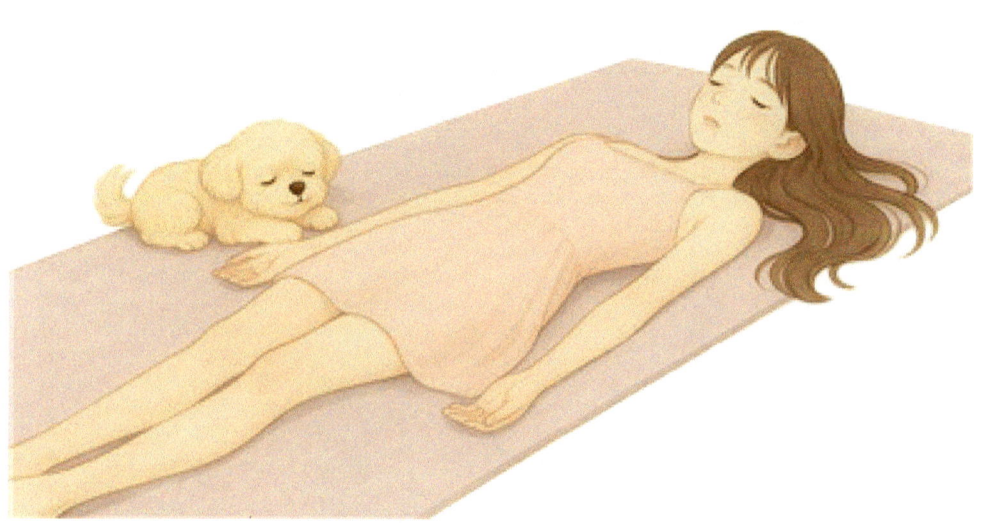

❶ 강아지가 옆에 편하게 누울 수 있도록 매트나 담요를 준비하고, 보호자도 편하게 누워 같은 호흡으로 머무는 시간을 가져 보세요.
❷ 이때, 조용한 음악이나 파도 소리 같은 저주파 백색소음을 틀어 주는 것도 좋습니다.
❸ 강아지가 잠들면 요가를 끝냈다고 신호를 주지 않아도 됩니다. 잠드는 것 자체가 요가의 완성입니다.

**효과** 깊은 이완, 감정 안정, 수면 질 향상

**유의 사항**
- 동작을 유도하기보다 있는 그대로 머물도록 허용하는 것이 중요합니다.
- 슬개골 탈구, 척추 디스크 병력이 있는 경우는 요가 전에 수의사 상담을 권장합니다.
- 움직임이 불편한 날엔 마사지만으로 대체해도 충분합니다.

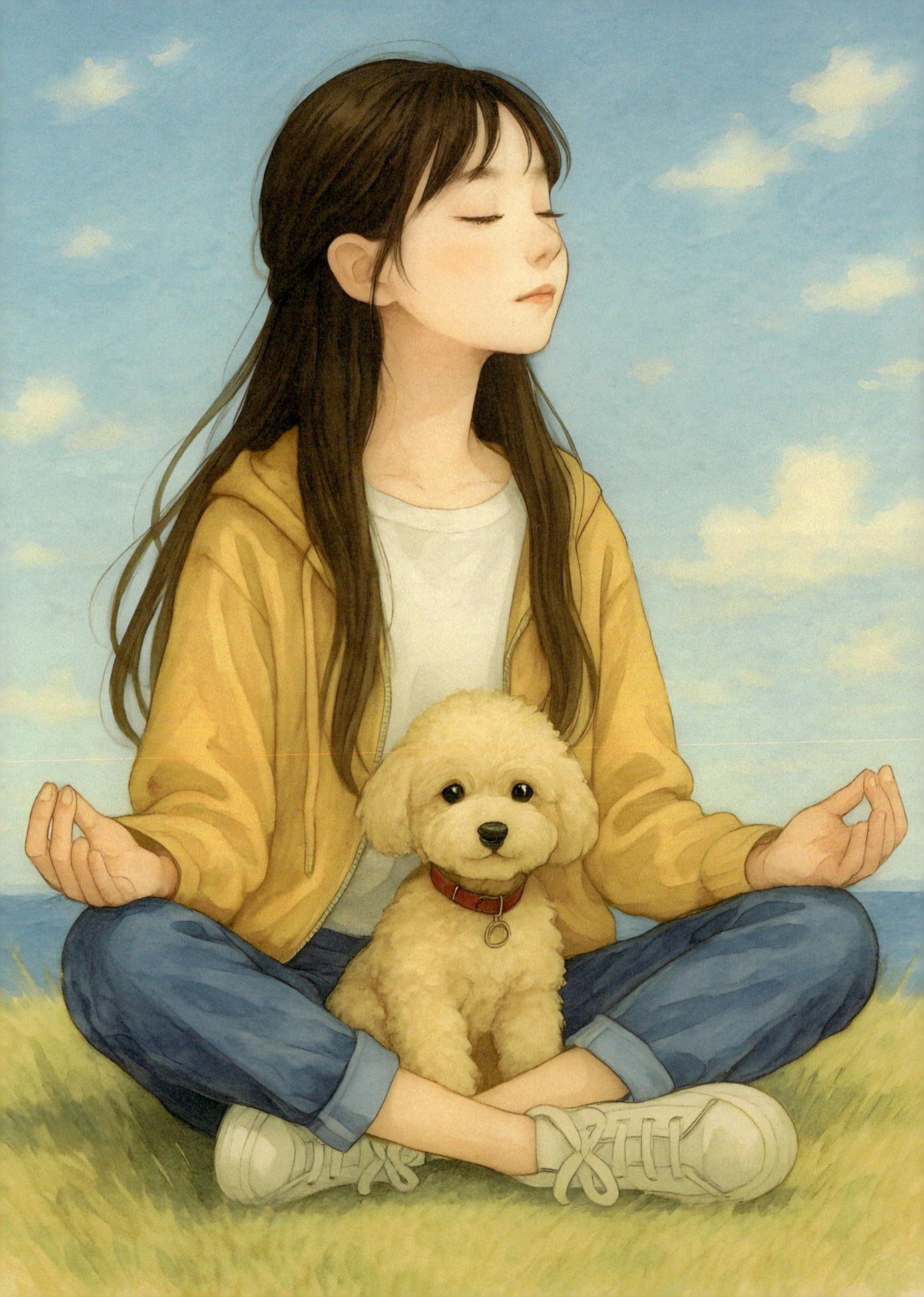

"시니어 도그요가는 '움직이는 요가'가 아니라, 함께 쉬는 요가입니다."
"마사지는 노령견에게 가장 따뜻한 운동이고,
사바사나는 아이에게 가장 편안한 안식처입니다."
"나이가 들수록 요가 자세보다 중요한 건 '옆에 있어 주려는 마음'입니다."

# 5.
# 독립적이고 마이페이스인 강아지를 위한 도그요가
— 강요 없이, 자연스럽게 '함께 있는 것'이 곧 요가

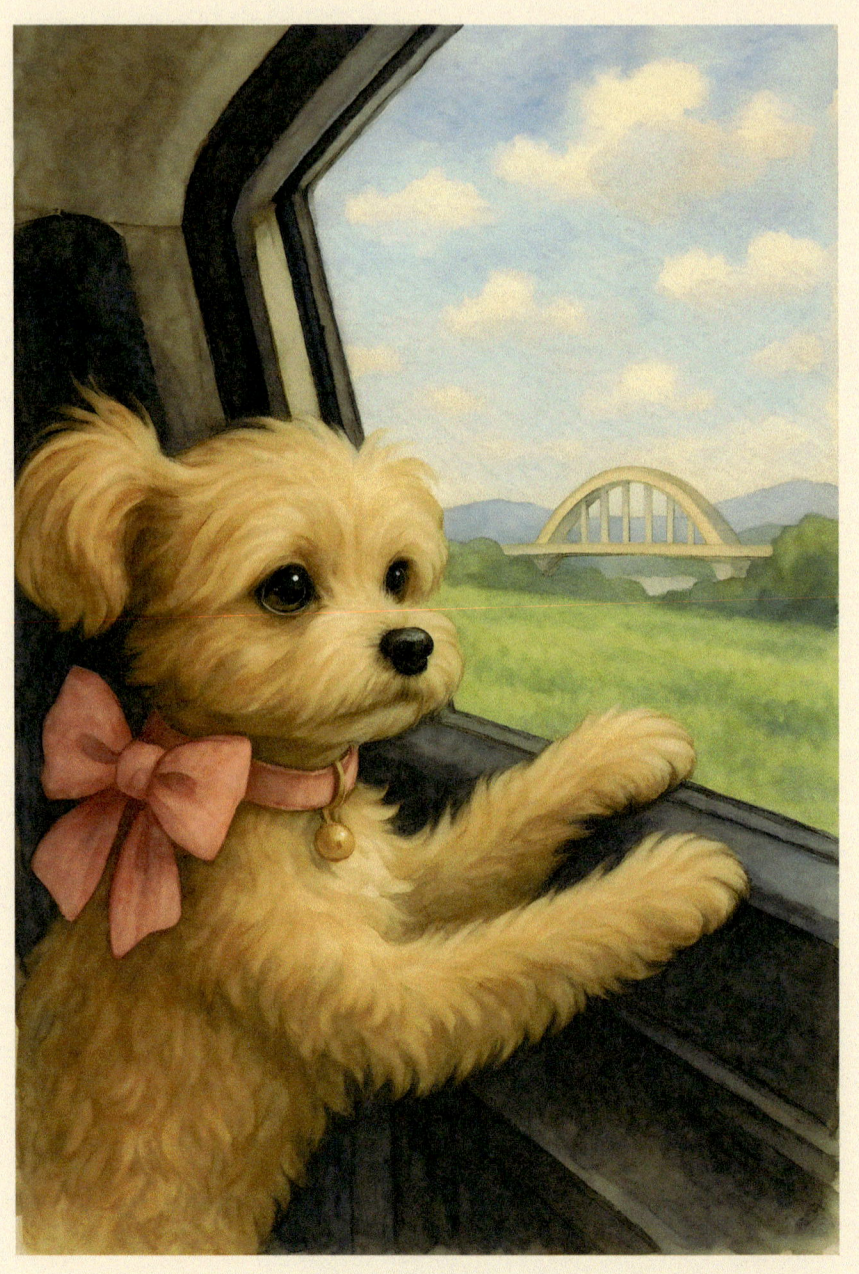

- **독립적이고 마이페이스인 강아지의 특징:**
  – 안기거나 지시받는 걸 싫어하고, 자기만의 공간과 페이스를 선호함
  – 보호자의 움직임을 멀리서 관찰하는 편
  – 다가오기를 강요하면 반발하거나 더 멀어지려는 경향이 있음

## 추천 도그요가 동작

보호자 옆에서 자연스럽게 관찰하는 요가

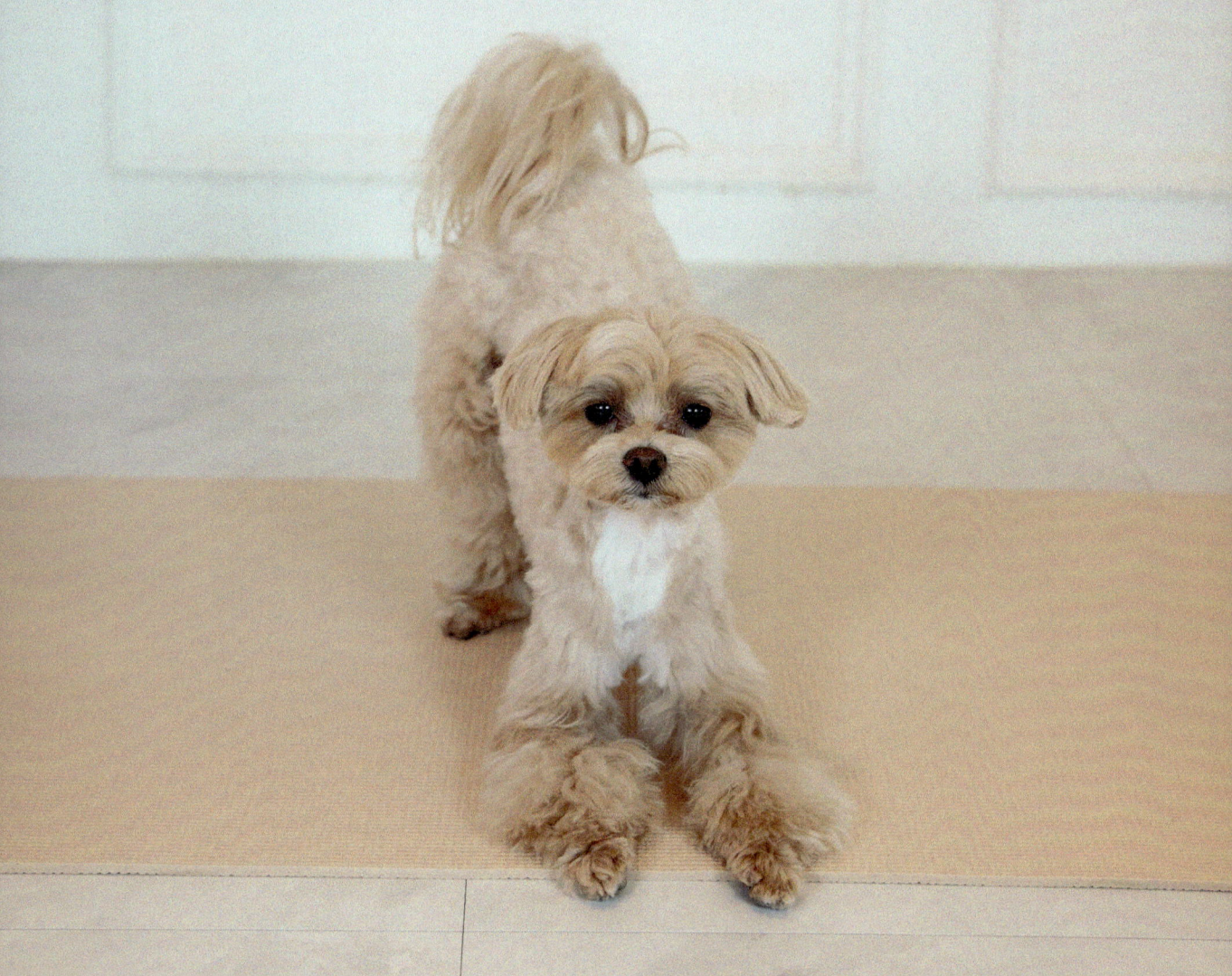

# 01

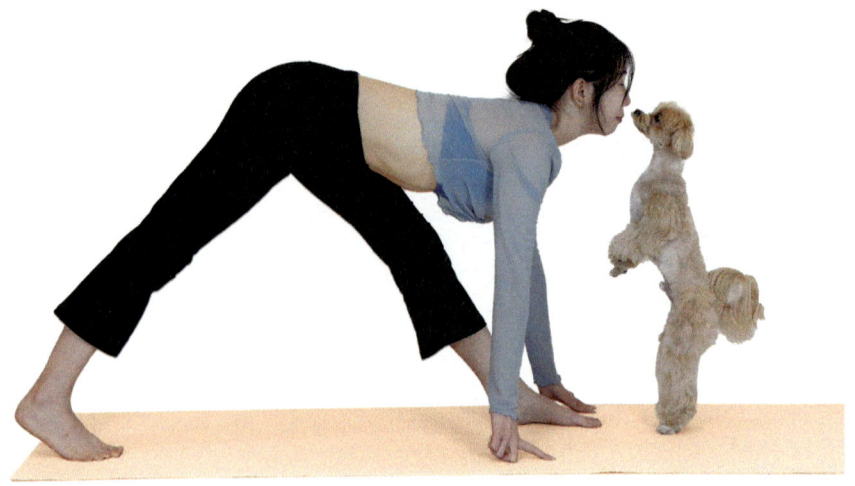

## 키스 런지 자세(Kiss Lunge Pose)

❶ 보호자는 하이런지(High Lunge) 자세를 취합니다. (앞무릎은 굽히고, 뒷다리는 곧게 펴서 바닥을 밀어 냅니다.)

❷ 상체는 앞으로 숙여 강아지의 눈높이에 맞추고, 강아지는 두 뒷발로 일어서서 앞발을 들거나, 자연스럽게 보호자에게 키스를 시도합니다.

### 효과

▶ 반려견: 슬개골 주변 근육 자극(뒷다리로 서 있을 때), 자연스러운 균형 감각과 집중력 향상. 보호자와의 교감 유도 → 심리 안정

▶ 보호자: 하체 근력 강화(특히 엉덩이와 햄스트링), 코어 안정화, 상체 전굴을 통해 햄스트링 스트레칭

### 유의 사항

- 강아지가 스스로 뒷발로 설 수 있을 때만 유도하세요.
- 뒷다리에 부담이 간다면, 앞발만 보호자의 손에 얹는 정도로 변형해도 좋습니다.
- 미끄럽지 않은 매트 위에서 진행해야 관절에 무리가 없습니다.

## 02

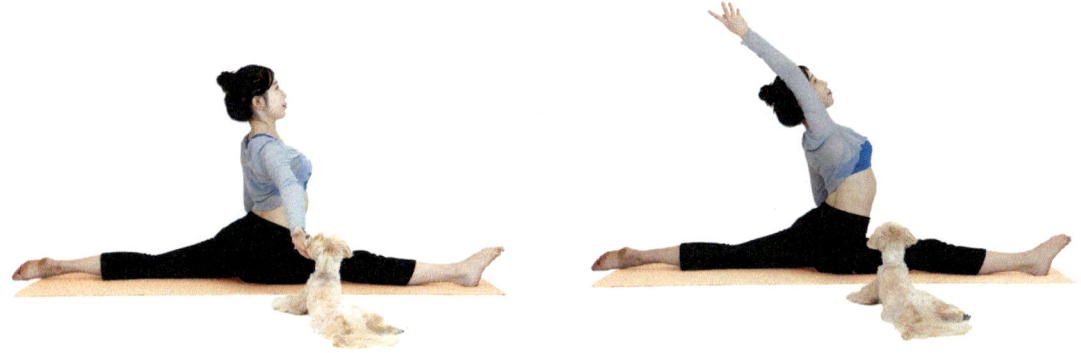

**하체 자세:**

① 한 다리는 앞으로, 한 다리는 뒤로 하여 런지 자세에서 앞에 있는 다리를 앞으로 펴내면서 골반을 바닥으로 낮춥니다.

② 엉덩이가 뜨지 않고 골반이 수평이 되게 유지하며 복부에 살짝 힘을 줍니다.

**상체 자세:**

③ 상체는 골반 위에 척추를 바르게 쌓아 어깨는 아래로 이완시키고, 가슴은 부드럽게 들어 올리며 턱은 살짝 당깁니다.

④ 팔을 천장으로 뻗습니다.

**효과** 정렬 훈련 및 자세 인식 향상, 골반과 척추의 중립 정렬 훈련, 반려견이 관심을 가짐, 보호자의 중심 강화 및 자세 안정성 향상

**유의 사항** 골반을 바르게 정렬하고 복부 힘으로 척추를 길게 세우되, 허리가 꺾이지 않도록 주의

03

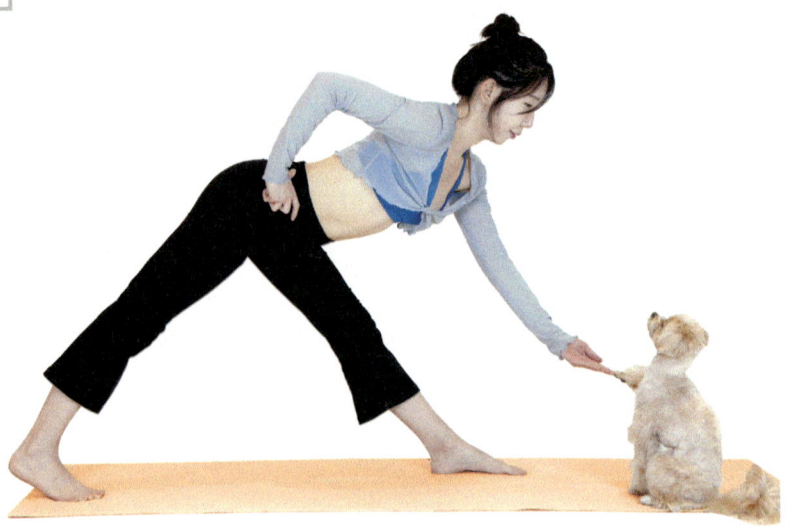

## 하체 정렬 및 간식을 활용한 참여 유도 요가

❶ 보호자가 앉거나 누운 자세에서 강아지가 가까이 오면 간식을 손에 쥐고 요가 자세 속으로 유도합니다. (**예:** 전굴 자세로 상체를 숙인 채 손바닥 위에 간식을 두고 강아지가 접근하도록 하여 자연스러운 스킨십과 시선 연결 유도)

❷ 강아지가 오지 않으면 억지로 부르지 말고, 간식을 천천히 숨겼다 나타내는 식으로 놀이처럼 접근합니다.

| | |
|---|---|
| 효과 | 흥미 기반의 자연스러운 접근 |
| 유의 사항 | 강아지에게 '요가'는 규칙이 아니라 놀이 속 선택이어야 합니다. |

# 04

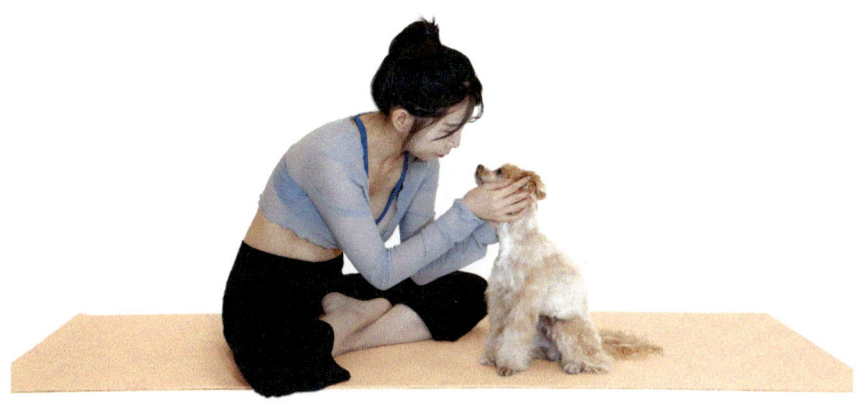

## '함께 존재함' 그 자체를 요가로 삼기

요가의 본질은 자세보다 호흡과 존재의 공유입니다. 보호자가 매트 위에서 조용히 누워 호흡을 고르며 쉬고 있으면 강아지는 언젠가 자연스럽게 다가와 곁에 눕거나 시선을 맞추게 됩니다.

그 순간, 손을 내밀어 이마를 살짝 만지거나 보호자의 손등 위에 강아지가 올려 두도록 유도해 보세요.

아무 말도 하지 않아도, 에너지 교류만으로도 요가는 이루어집니다.

**"얘는 잘 안 와요."**가 아니라, "내가 와 달라고 강요하지 않고 있나?"를 먼저 생각해 주세요.

**효과**  교감의 리듬 확립, 무언의 연결감 형성

**유의 사항**
- 반려견들은 '내 공간을 지켜 주는 보호자'를 신뢰합니다.
- 요가 시간엔 강아지가 매트에 올라오지 않아도 괜찮습니다. 그 공간 안에 같이 있는 것만으로도 요가입니다.
- 요가가 끝난 후 강아지가 다가왔다면, 그 순간을 진짜 요가의 시작으로 받아들여 주세요.

보호자가 요가를 먼저 시작하고, 강아지는 자유롭게 공간 안을 오가거나 옆에 누워 관찰하게 둡니다. 이때 강아지를 부르지 말고, 그냥 "나는 너와 함께 이 공간에 있을 준비가 되어 있어." 라는 에너지만 전해 주세요.

요가 중간중간 눈을 맞추거나, 강아지가 관심을 보일 때만 살짝 손을 내밀어 접촉을 유도합니다.

반려견에게는 무심한 듯한 기다림 이 최고의 교감이에요.

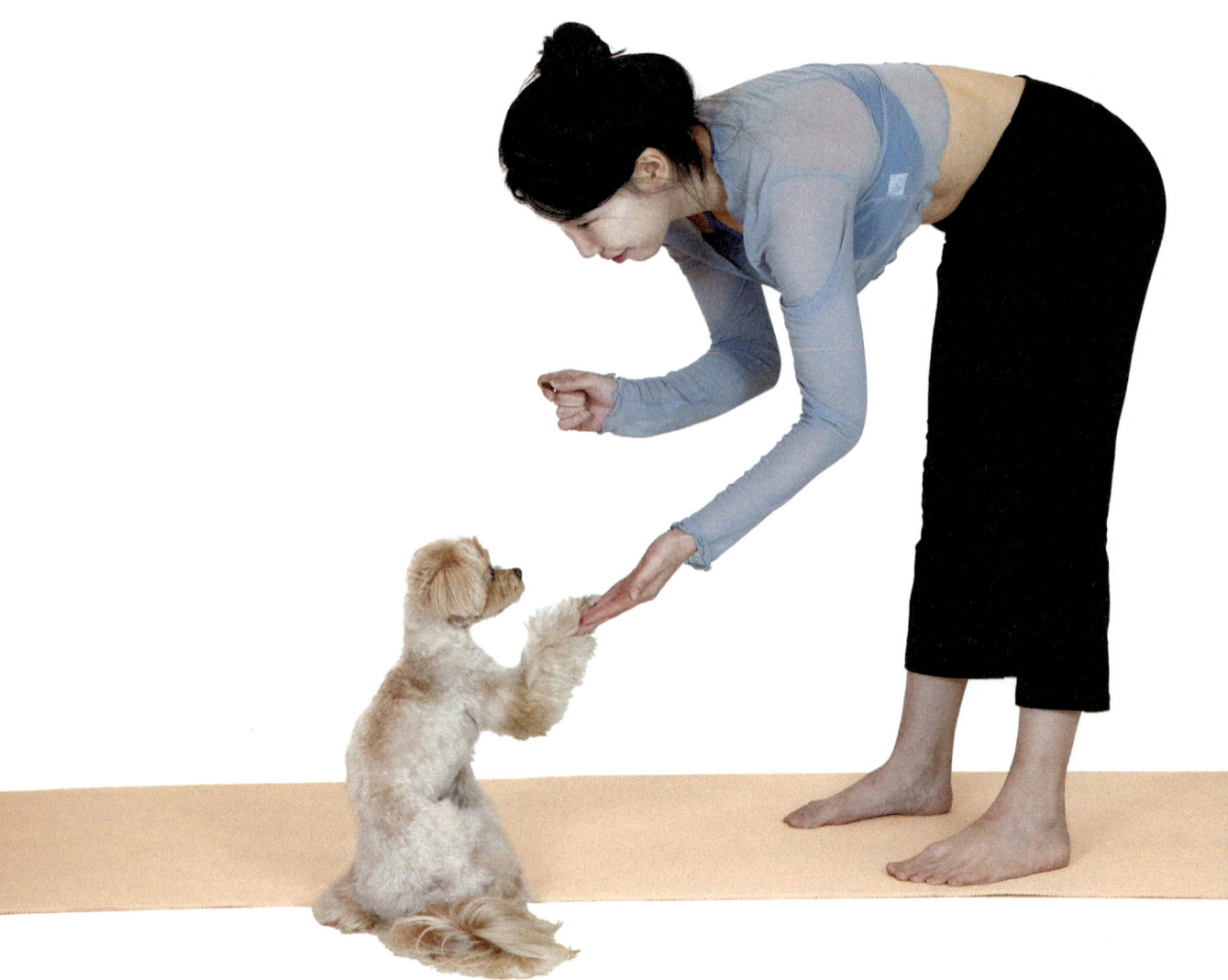

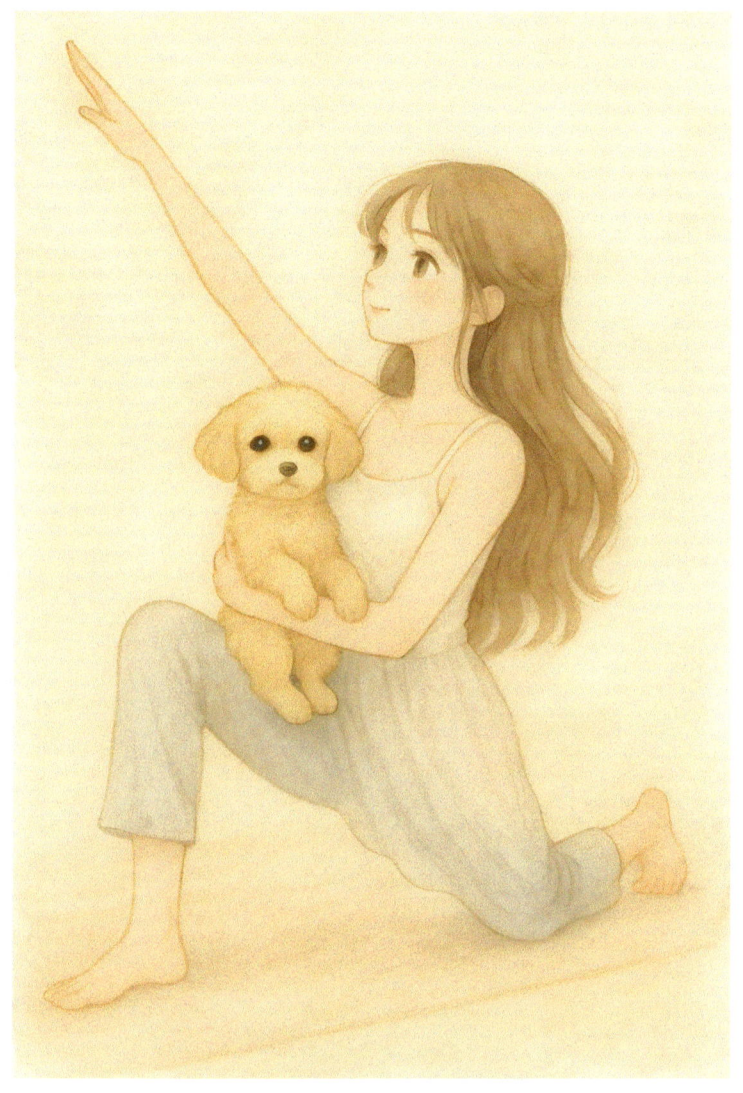

"도그요가는 다가오게 하는 훈련이 아니라,
다가올 수 있는 공간을 만들어 주는 연습입니다."
"강아지와 나, 각자의 자리에서 함께 숨 쉬는 그 순간이 요가입니다."

## 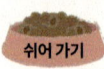 쉬어 가기  강아지의 수면 습관으로 알아보는 성격 & 해석

| 잠버릇 유형 | 성격 해석 | 보호자가 해 줄 수 있는 해결법 |
|---|---|---|
| 발을 꿈틀꿈틀 움직인다. | 낮에 너무 신났던 하루! 꿈속에서도 뛰어다니는 중 | 자기 전 가볍게 스트레칭해 주기. 조용한 공간에서 꿀잠 유도 |
| 입을 움찔, 킁킁, 작게 짖는다. | 꿈속에서 보호자를 부르거나 냄새 탐험 중 | 너무 귀엽다고 깨우지 말고 조용히 이불만 덮어 주기 |
| 몸을 자주 뒤척인다. | 낮에 스트레스 받았거나 공간이 불편한 상태 | 도그요가로 긴장 완화 + 담요나 쿠션으로 안정된 공간 조성 |
| 옆으로 다리 쭉 뻗고 잔다. | 이 집이 곧 천국. 완전 신뢰하는 상태! | 지금처럼 계속 안심을 주세요. 마사지도 Good! |
| 꼬리를 감고 새우처럼 말아 잔다. | 살짝 예민하거나 낯선 상황 경계 | 보호자의 체온을 가까이 느낄 수 있게 껴안아 안심시켜 주기 |
| 배를 하늘로 향하고 잔다. | 복부 노출은 최고 신뢰의 표현! | 배 마사지 해 주면서 교감도 높이고 소화도 도와주기 |

## 강아지 수면 부족 자가 테스트

Q. 총 5문항, '예/아니오'로 체크해 봅시다.
① 밤중에 자주 깨거나 왔다 갔다 한다.
② 낮에 계속 졸거나 의욕이 없다.
③ 평소보다 예민하거나 쉽게 짖는다.
④ 피부를 자주 긁거나 핥는다.
⑤ 평소보다 소화가 잘 안 되는 느낌이다.

• 결과:
  0~1개: 수면 양호
  2~3개: 가벼운 불면 증상, 요가나 산책 루틴 필요
  4개 이상: 깊은 잠 유도 요가 + 수의사 상담 추천

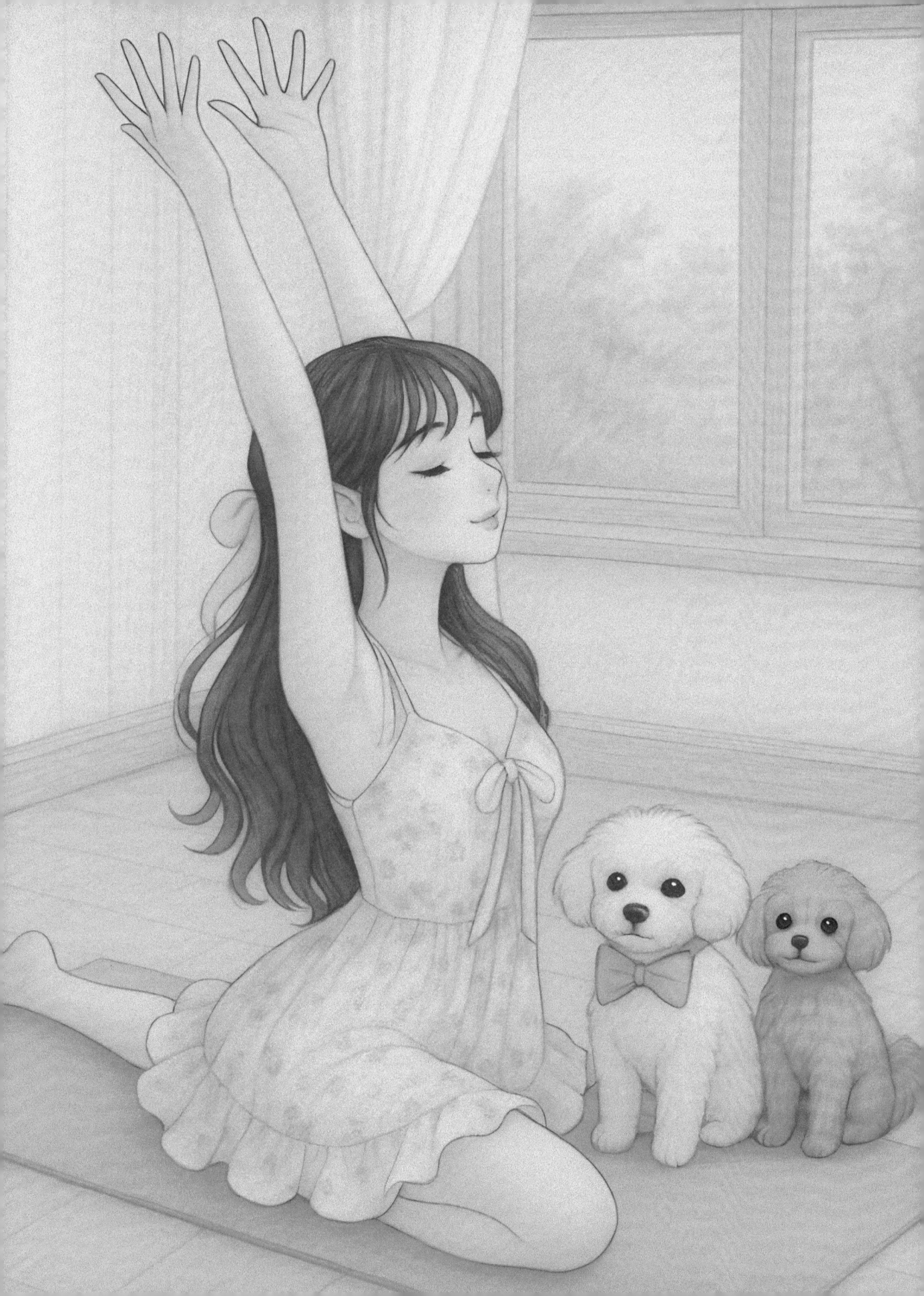

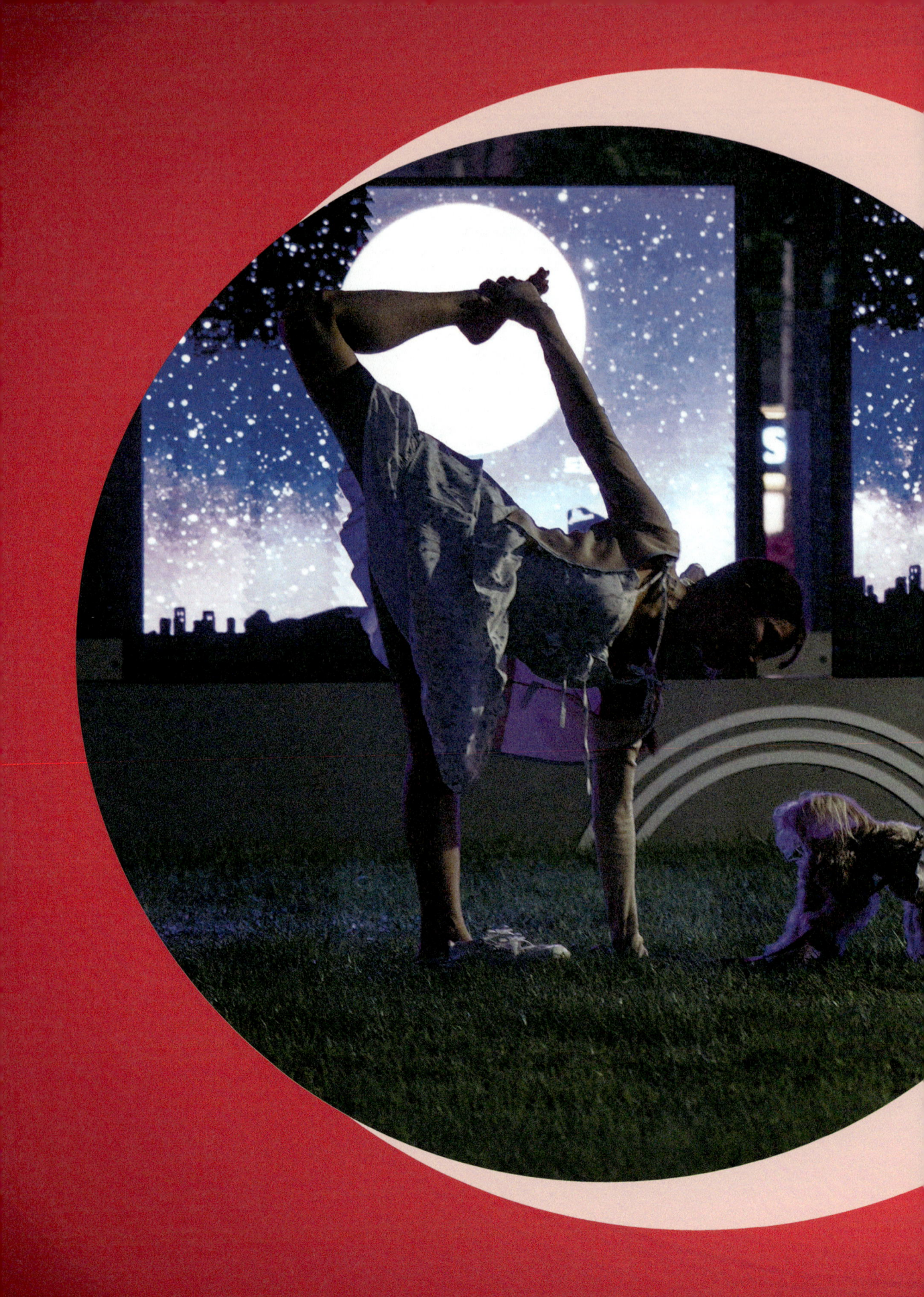

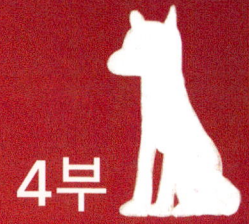

4부

# 보호자도 함께 건강해지는 요가 루틴

— 반려견을 안고,
바라보며, 함께 쉬는
당신만의 웰니스 루틴

# 1.
# 무릎 관절 & 허리 부담을 줄이는 요가

도그요가는 바닥 중심의 동작이 많기 때문에 무릎과 허리에 무리를 줄이기 위한 보호자 중심의 이완 루틴이 필요합니다.

**양반다리 대신 '무릎 세우고 기대는 자세'**로 앉거나 담요, 쿠션을 엉덩이 아래에 받쳐 골반을 정렬시키면 요가 내내 허리가 편안해집니다.

'고양이-소 자세(Cat-Cow Pose)'를 응용하여, 상체만 천천히 움직이면서 척추를 유연하게 만들어 주세요.

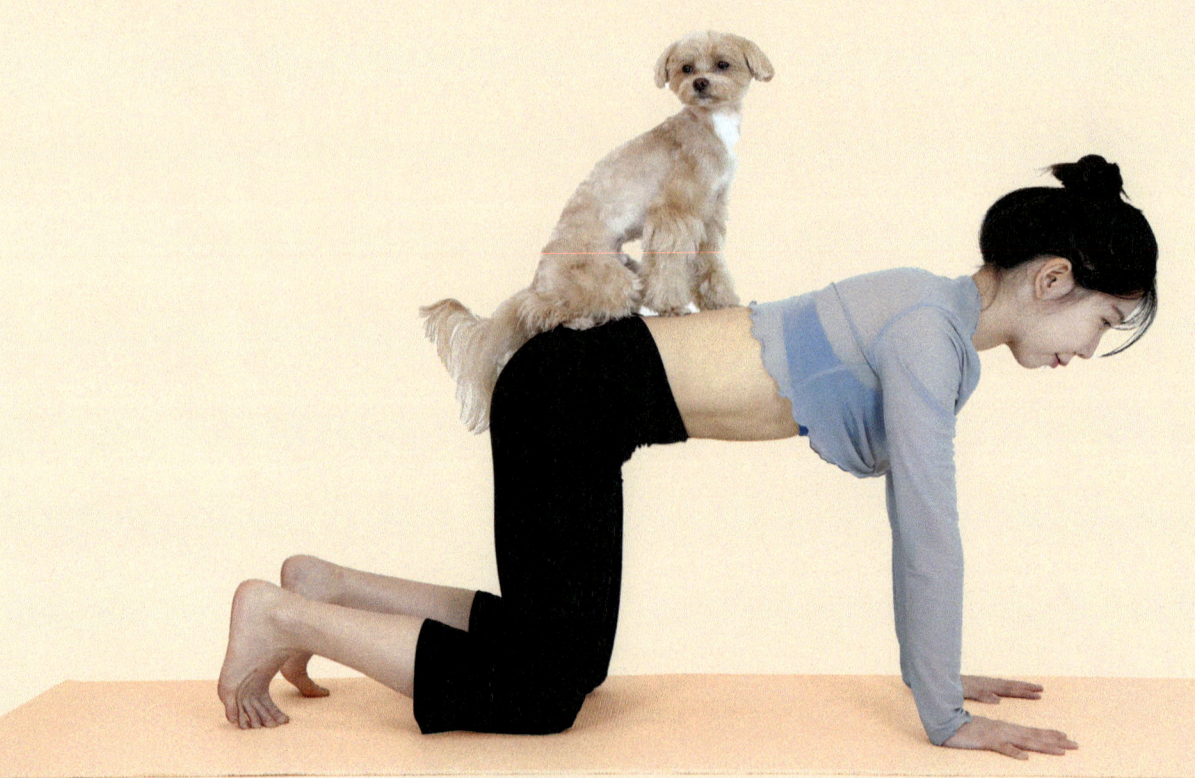

# 01

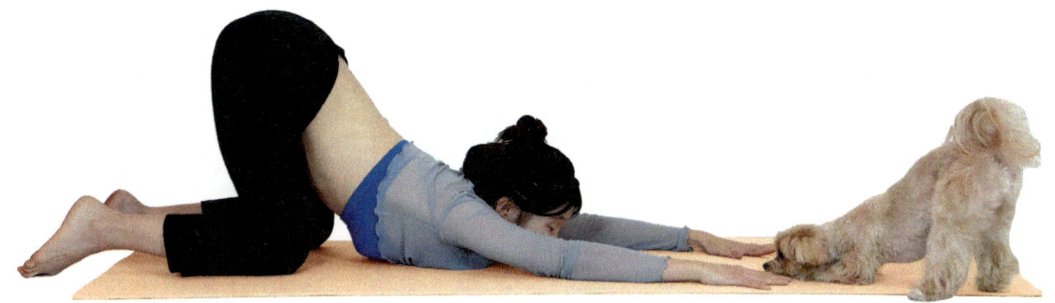

## 댕댕이와 기지개펴기

① 무릎을 넓게 벌리고 엉덩이는 발뒤꿈치 위에 두며 앉은 뒤, 상체를 앞으로 깊숙이 숙이고 팔을 길게 뻗어 줍니다.
② 이마는 바닥에 닿거나, 바닥 가까이 둡니다.
③ 두 손은 반려견 쪽으로 천천히 내밀어 마주치듯 닿습니다.

- **강아지 위치:** 강아지는 보호자와 정면으로 마주한 상태에서 자연스럽게 앉아 있거나, 손끝에 코를 맞대며 킁킁거리거나 손에 살짝 터치하는 정도의 상호작용 유지

> **효과**
> 허리, 둔근, 허벅지 뒤 이완, 심리적 안정 유도(보호자 & 반려견 모두). 반려견과의 시선 교감으로 친밀감 강화, 흥분한 강아지를 진정시킬 때 추천
>
> **유의 사항**
> - 교감이 우선! 강아지가 손 냄새를 맡거나, 눈을 마주치기만 해도 충분
> - 보호자 중심선은 부드럽게 늘리고, 복부 압박이 없도록 엉덩이를 뒤로 충분히 빼기
> - 너무 가까이 다가가기보다, '다가가되 기다리는 거리감' 유지

4부 보호자도 함께 건강해지는 요가 루틴

## 02

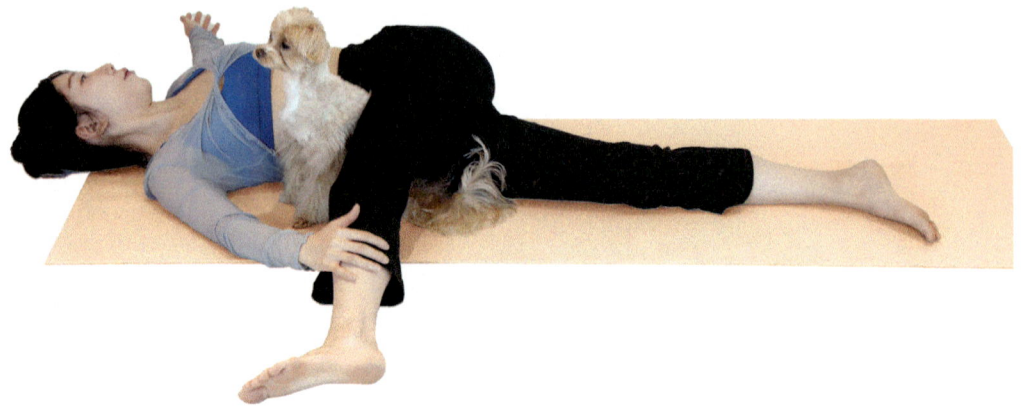

## 댕댕이 트위스트 릴렉스
**(Supine Twist with Puppy)**

① 바닥에 등을 대고 누운 상태에서 한쪽 무릎을 반대쪽으로 넘기고, 팔은 옆으로 벌려 척추 비틀기를 유도합니다.
② 강아지는 보호자의 골반 또는 아랫배 위에 앉아 심박수를 느끼며 안정을 취할 수 있는 위치에 있습니다.

### 효과
- 반려견: 보호자 움직임에 따라 흔들리며 정서적 안정감과 부드러운 자극을 받음
- 보호자: 척추의 유연성 향상, 허리 이완, 소화기계 순환 자극

### 유의 사항
- 무릎이 바닥에 닿지 않아도 괜찮아요. 목은 무릎과 반대 방향으로 회전, 혹은 정면을 바라봐도 됩니다.
- 강아지를 옆에 두고 몸을 비트는 간단한 '척추 트위스트 동작'은 허리와 옆구리의 긴장을 완화시켜 줍니다.

# 2.
# 강아지를 안고 할 수 있는 코어 강화 요가

강아지를 품에 안고 하는 요가는 단순한 체중 부하가 아닌 '감정적 안정 + 근력 자극'의 동시 작용을 줍니다.

**반쯤 누운 V 자 자세(Semi-Boat Pose)**에서 강아지를 가슴 가까이 안고 복부 힘으로 자세를 유지해 보세요. 강아지가 안정되면 보호자도 자연스럽게 복부에 집중하게 됩니다.

**의자 자세(Chair Pose)**에서 강아지를 양팔에 안고 천천히 앉았다 일어났다 반복하면 하체 근력과 코어 안정성까지 함께 길러집니다. 강아지를 안고 있는 동안은 '자극'보단 '보호'의 에너지를 유지하는 게 포인트예요.

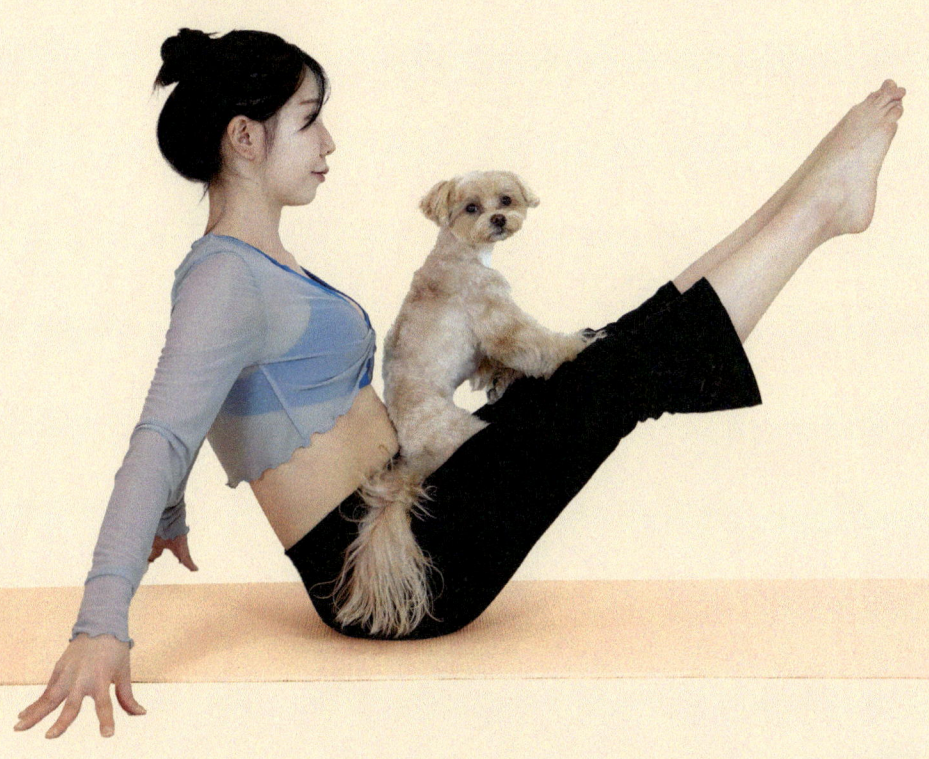

# 01

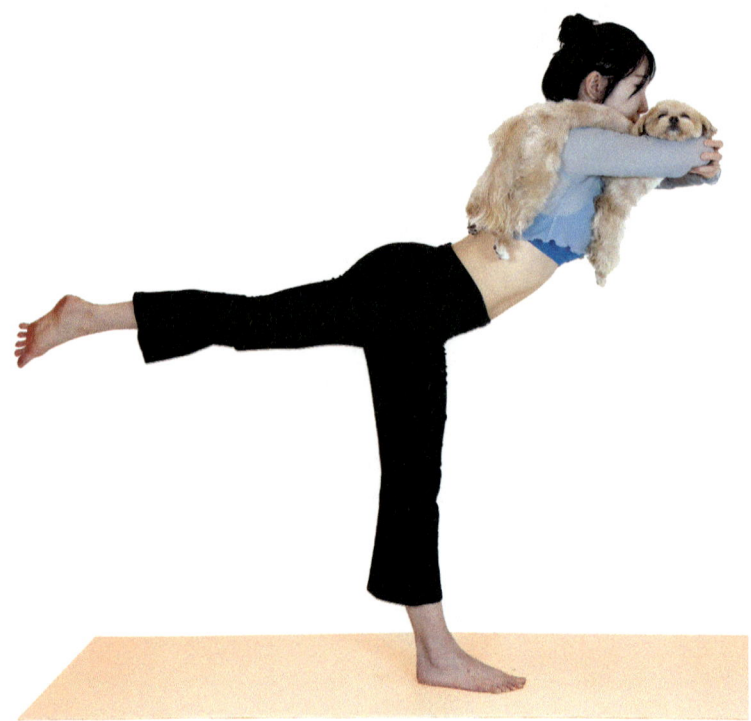

## 비행하는 견포옹 자세(Flying Dog Hug Pose)

❶ 수련자는 한쪽 다리를 강하게 뒤로 뻗고, 상체는 앞으로 숙여 수평을 맞추는 **전사 3자세(Warrior III)**를 기반으로 합니다.
❷ 두 손으로 강아지를 조심스럽게 감싸안고, 가슴 높이에서 강아지를 중심으로 중심축을 고정시킵니다.
❸ 뒷다리는 발끝까지 길게 뻗어 주며, 시선은 아래나 약간 앞쪽으로 둡니다.

> **효과**   균형감각 강화, 고관절과 햄스트링 유연성 향상, 코어 근육 강화, 강아지와의 균형과 신뢰의 연결 훈련

02

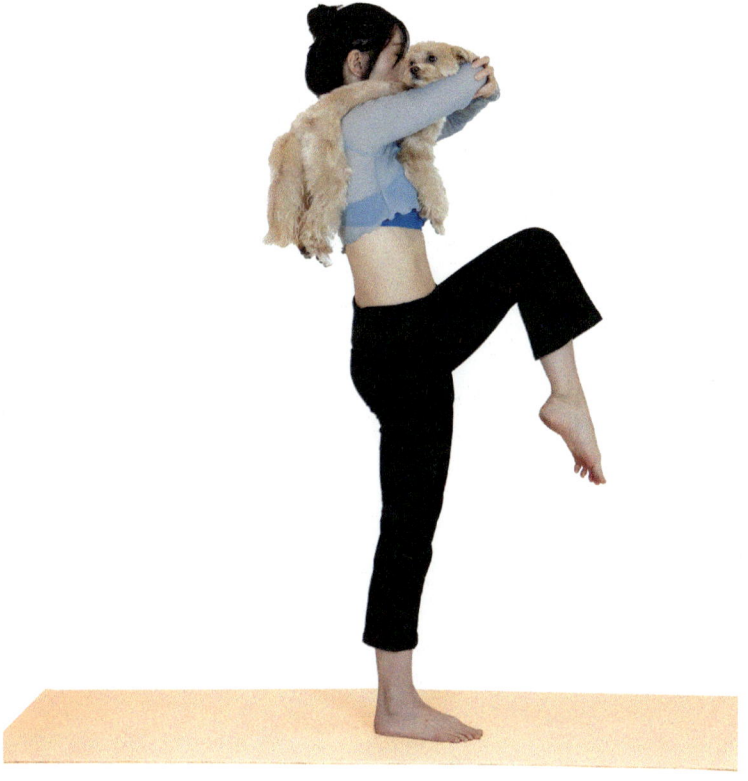

## 견균형 자세 II(Dog Balance Pose II)

① 두 손으로 강아지를 껴안은 채 몸통 가까이 밀착시켜 안정감을 유지합니다.
② 척추는 곧게 펴고, 복부 힘으로 중심을 유지합니다.

한쪽 다리를 바닥에 안정적으로 두고, 반대쪽 다리를 들어 무릎을 가슴 쪽으로 끌어 올리는 밸런스 자세입니다.

> **효과**  균형감각 및 코어 강화, 집중력 향상, 강아지는 높은 위치에서 주인의 품 안에 안정감 있게 안겨 심리적 교감을 경험

03

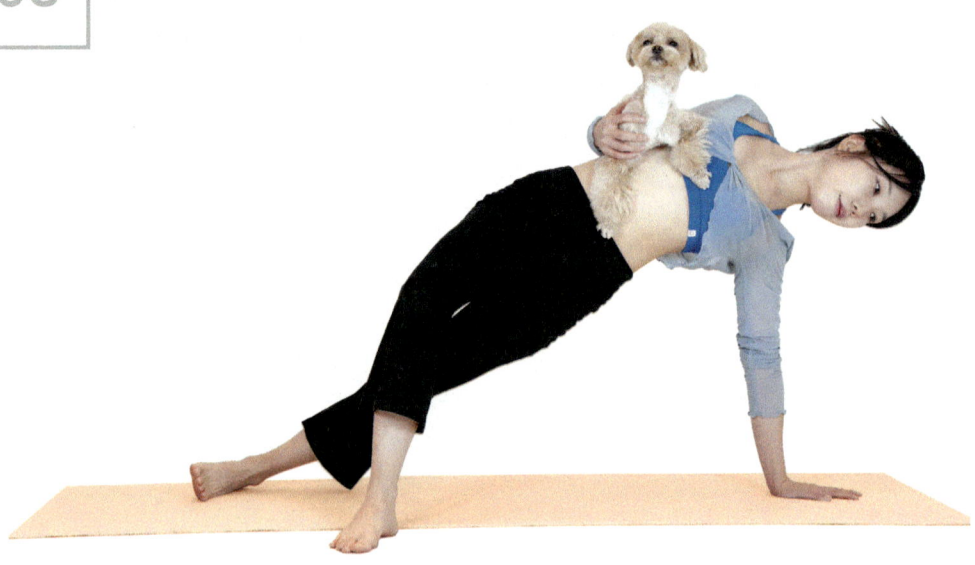

## 견사이드 플랭크

**시작 자세:** 옆으로 누워서 오른손과 오른발로 몸을 지탱합니다. 오른손은 어깨 바로 아래에 위치해야 안정적입니다. 오른발은 바닥에 딱 붙여서 균형을 잡습니다.

**몸의 정렬:** 머리부터 발끝까지 일직선이 되도록 몸을 들어 올립니다. 복근과 옆구리 근육에 힘을 줘서 몸이 처지지 않게 유지하는 게 핵심입니다.

**왼손 동작:** 왼손으로 강아지를 안고 있습니다. 이것이 균형 잡기 더 어렵게 만들지만, 동시에 코어 근육 강화에 도움이 됩니다.

**호흡:** 천천히 깊게 숨을 쉬면서 자세를 유지합니다. 너무 오래 버티지 말고, 몸에 무리 가지 않게 조절합니다.

> **효과**  옆구리 근육과 복근 강화, 팔과 어깨 근력 향상, 균형 감각 및 코어 안정성 증진

# 3.
# 반려견과 눈을 마주하며 하는 호흡 명상

가장 간단하지만 가장 강력한 요가입니다. 말없이 눈을 맞추고, 서로의 호흡을 느끼는 것만으로 옥시토신 분비가 증가하고, 감정 교감이 깊어집니다.

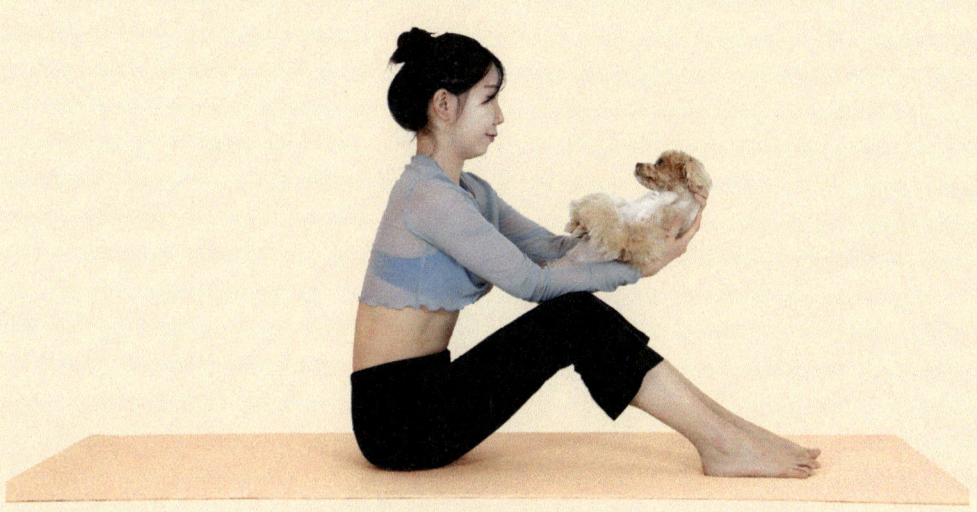

보호자는 편하게 앉고, 강아지가 가까이에 머물 수 있도록 유도한 뒤, 손으로 가슴을 쓰다듬거나 손바닥을 부드럽게 접촉시켜 주세요. 강아지가 눈을 바라보는 순간, 시선을 고정하지 말고 **'숨을 맞추는'** 감각에 집중하세요.

이 시간은 요가라기보다 명상입니다. 둘만의 리듬이 생기면, 강아지는 아무 말 없이도 보호자 안에서 **쉼을 배웁니다.**

# 4.
# 보호자의 스트레스 완화
# & 감정 안정 요가

도그요가는 강아지를 위한 시간이지만, 보호자에게도 중요한 회복의 시간이 되어야 합니다. **어깨를 천천히 위로 끌어 올렸다가 내리는 '어깨 써클'**은 감정이 몰려 있는 승모근을 부드럽게 풀어 줍니다.

반려견 옆에서 진행하는 전굴 자세는 머리를 아래로 향하게 하여 뇌의 긴장을 자연스럽게 낮춰 줍니다. 마지막에는 강아지를 쓰다듬으며 복식호흡을 5회 실시합니다. (숨 들이쉴 때 '지금 괜찮아', 내쉴 때 '나는 충분해'처럼 마음속 문장을 반복)

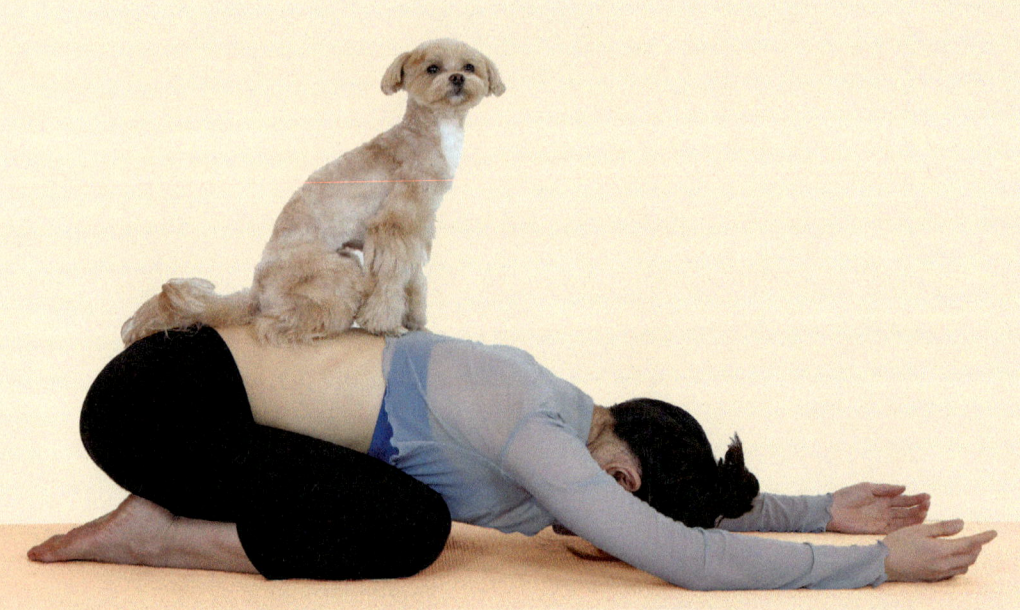

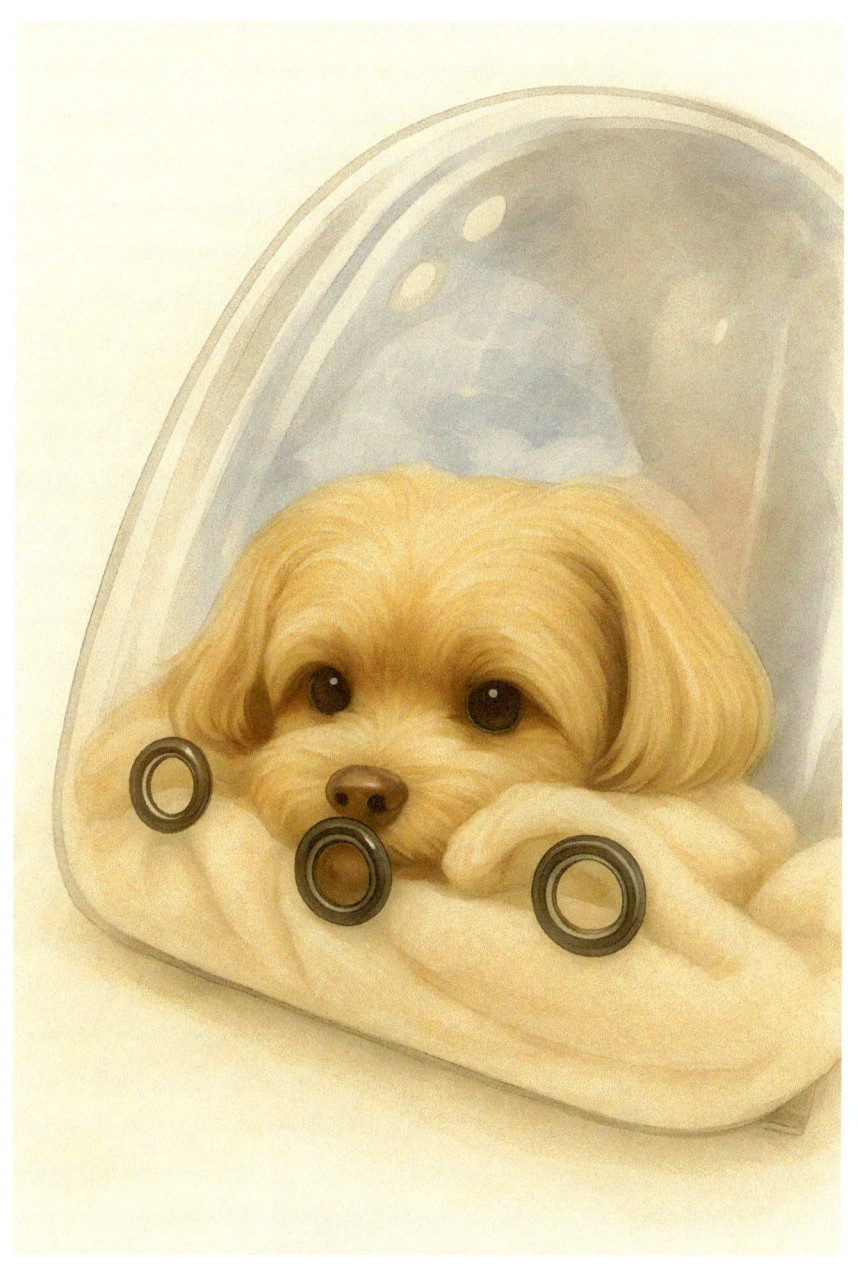

"도그요가는 반려견만을 위한 시간이 아닙니다.
당신의 무릎, 허리, 그리고 마음도
이 조용한 시간 속에서 회복될 수 있습니다."
"내가 편안해질수록, 강아지도 더 깊은 숨을 쉽니다.
결국 요가는 '서로를 위한 쉼'입니다."

# 5.
# 보호자의 근력 상승!
# 난이도 중상급 도그요가

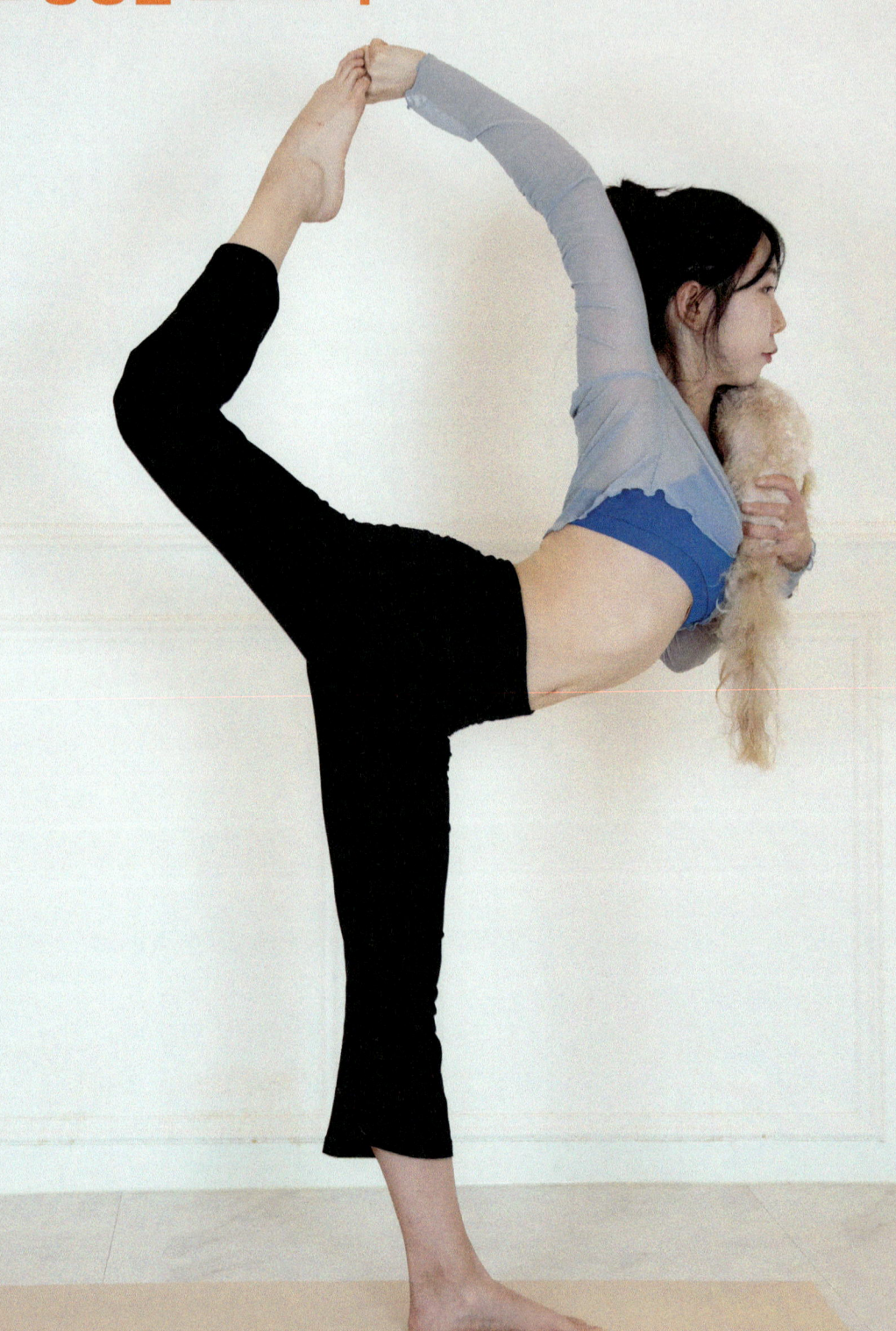

# 01 허그 타다아사나(Hug Tadasana with Puppy) 또는 '포옹 산 자세'

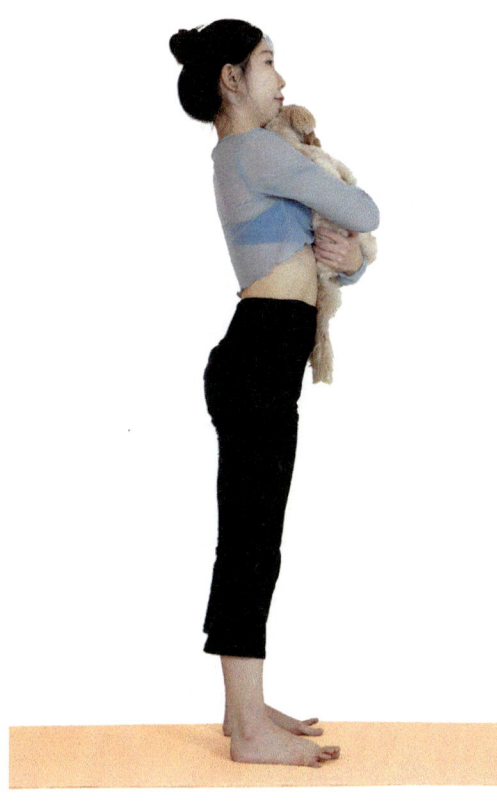

**하체 (정렬) 자세:**

① 두 발은 골반 너비로 나란히 서 있고, 발바닥 전체가 균형 있게 바닥을 누릅니다.

② 무릎은 과신전 없이 자연스럽게 펴며, 체중이 앞꿈치와 뒤꿈치에 고르게 실려야 합니다.

③ 골반은 중립 정렬을 유지하며 복부에 살짝 힘을 줍니다.

**상체 자세:**

① 반려견을 부드럽게 가슴에 안아, 보호자와 강아지의 중심이 하나로 모이도록 어깨는 아래로 이완시키고, 가슴은 부드럽게 들어 올리며 턱은 살짝 당깁니다.

② 시선은 정면 혹은 반려견을 사랑스럽게 바라보는 방향으로 합니다.

**효과**    정렬 훈련 및 자세 인식 향상, 골반과 척추의 중립 정렬 훈련, 반려견과의 친밀감 상승, 보호자의 중심 강화 및 자세 안정성 향상

**유의 사항**
- 반려견이 안심하고 안길 수 있도록 보호자의 품이 안정적이어야 함
- 복부 힘으로 척추를 길게 세우되, 허리가 꺾이지 않도록 주의
- 반려견의 무게로 인해 골반이 앞으로 기울지 않도록 중심을 아래로 단단히 해야 함

4부 보호자도 함께 건강해지는 요가 루틴

## 02 | 하트워밍 워리어(Heartwarming Warrior)

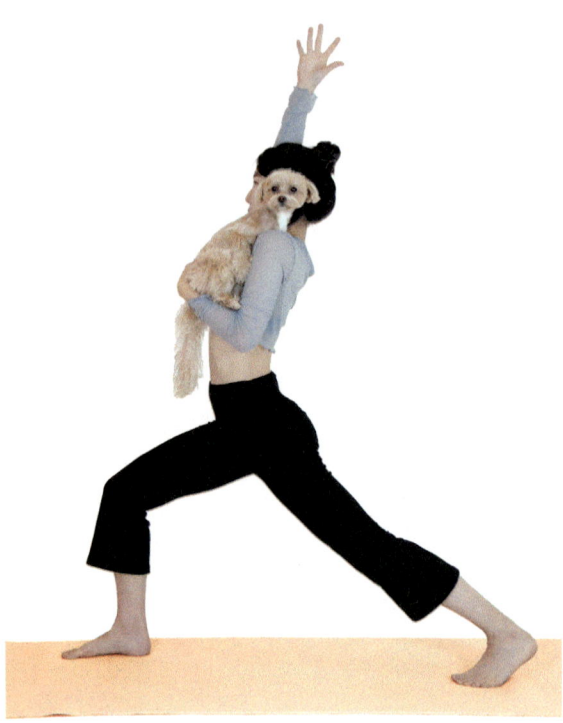

**하체 자세:**

① 앞 다리는 무릎이 90도에 가깝게 굽혀져 있고, 무릎이 발목보다 앞으로 나가지 않도록 조절합니다.

② 뒷다리는 뒤로 뻗고 발뒤꿈치는 들려 있어야 합니다.(하이런지 형태)

**상체 자세:**

① 척추는 곧게 세운 채 복부에 힘을 주어 중심을 유지합니다.

② 강아지를 부드럽게 안은 상태에서 한쪽 팔은 하늘 위로 뻗어 올립니다.

③ 가슴은 열려 있으며 시선은 손끝 또는 정면을 향합니다.

**효과** 하체 근력 강화(특히 대퇴사두근, 햄스트링, 둔근), 코어 안정성 향상, 가슴과 어깨 열기, 강아지와의 유대감을 느끼며 마음을 안정시키는 심리적 힐링 효과도 큼

**유의 사항**

- 코어 활성화가 매우 중요합니다. 강아지를 안고 있기 때문에 복부와 골반이 흔들리지 않게 지탱해야 합니다.
- 어깨는 긴장 풀고, 팔을 높이 뻗어도 어깨가 올라가지 않도록 유연하게 엽니다.

## 03 | 댕댕이를 향한 하트 리프트
### (강아지 들어 올리기 자세, Puppy Lift Pose)

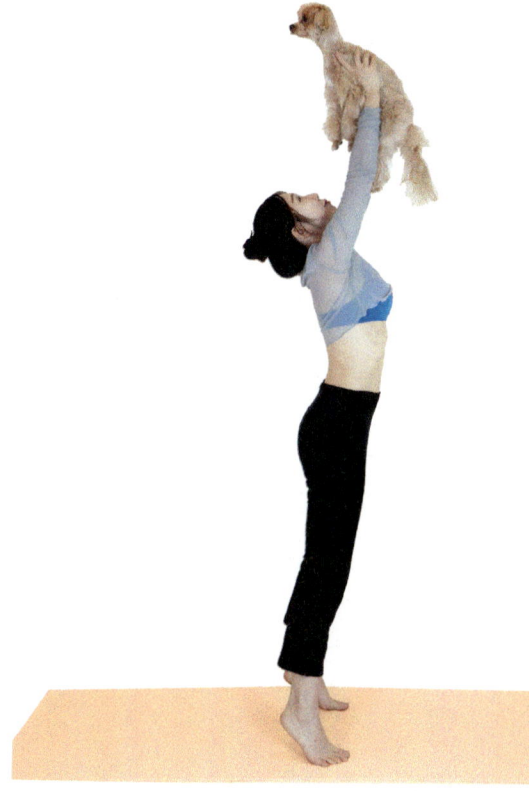

① 산 자세(타다아사나)에서 시작합니다.
② 양손으로 반려견의 몸을 부드럽게 받쳐 들고, 호흡을 마시며 천천히 하늘 위로 들어 올립니다.
③ 가슴을 활짝 열고 가볍게 등 뒤로 젖혀 견주와 반려견이 서로 마주 보며 교감합니다.
④ 견주는 복부와 허리, 등 전체의 안정성을 유지하고, 강아지가 편안하고 안정적으로 받쳐지는지 주의합니다.

### 효과

- 반려견: 신뢰감 형성으로 공중에 들어 올려져도 불안해하지 않을 수 있습니다.
- 보호자: 팔 코어, 등 전체를 사용함으로써 전신 활력을 증진시킵니다. 서로를 향한 사랑을 위로 띄우는 느낌으로 심리적 연결을 강화합니다.

## 04 | 러빙 사이드 스트레치 런지
### (강아지와 함께하는 옆구리 활 열기)

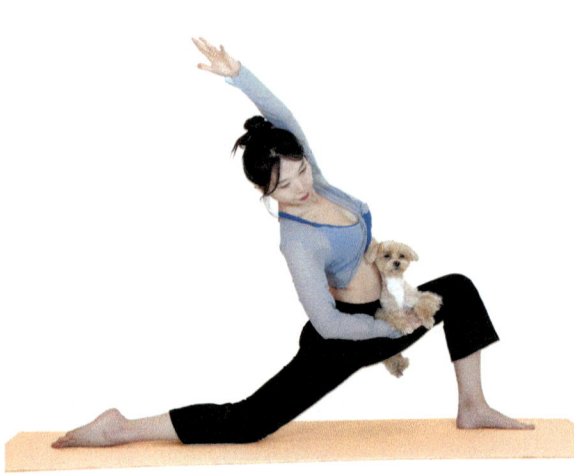

❶ 한쪽 무릎을 바닥에 두고, 반대쪽 다리는 90도로 세워 로우 런지(Low Lunge) 자세에서 시작합니다.

❷ 골반은 정면으로 향하게 정렬하고, 엉덩이를 너무 내리지 않도록 코어 힘을 유지합니다.

❸ 상체는 반려견 쪽으로 약간 기울이며, 옆구리를 길게 늘리는 듯한 사이드 스트레칭을 합니다.

❹ 한 손으로 반려견을 안고, 다른 손은 위로 부드럽게 곡선을 그리며 뻗습니다.

❺ 시선을 반려견 쪽 또는 천장을 바라보며, 목은 긴장 없이 늘어뜨리듯 편안히 합니다.

**효과** 옆구리(복사근), 겨드랑이, 팔의 기지개 스트레칭. 고관절 앞쪽, 대퇴사두근, 장요근의 열림 유도. 코어 밸런스 향상 및 척추 측면 스트레칭. 강아지와 교감하는 안정적인 에너지 연결

## 05 도그 브리지(Dog Bridge)

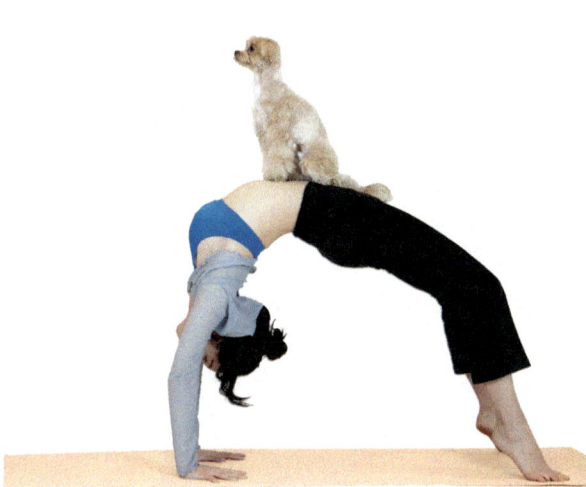

① 사람은 양손과 발바닥을 바닥에 두고 Wheel Pose(우르드바 다누라아사나) 형태를 취합니다. (척추는 아치형으로 확장되며, 견갑골과 둔근, 햄스트링까지 강하게 쓰이고 있음)
② 강아지는 등 위 견갑골 중앙 부위에 안정적으로 앉아 있으며 시선은 정면을 향합니다.
③ 사람의 아치가 강아지를 위한 '날개'처럼 지지 구조 역할을 하여 '신뢰'와 '안정'이라는 메시지를 전달합니다.

### 효과
- 반려견: 안정된 자세에서 주인의 심박수와 호흡을 함께 경험하며 신뢰감 강화
- 보호자: 척추 신전, 흉부 개방, 어깨 가동성 강화, 둔근 및 햄스트링 활성화

## 06 댕댕 다리 들기 브리지

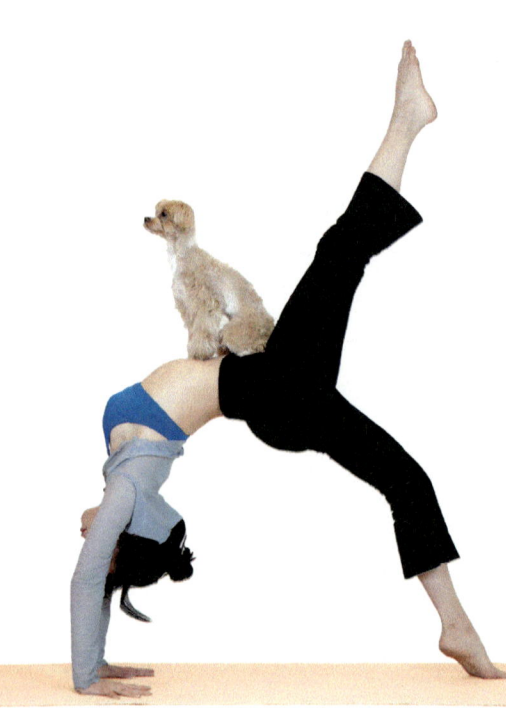

1. 동일한 아치 브리지 자세에서 한쪽 다리를 들어 올려 One-Legged Wheel Pose 형태로 변형합니다.
2. 중심 잡기 어려운 동작에서 강아지가 그대로 유지되고 있다면 신뢰 관계를 나타냅니다.
3. '내가 흔들려도, 넌 내 위에서 안전하다'는 메시지를 전달합니다.

### 효과

▶ 반려견: 이동 없는 상태에서 주인의 균형감각과 움직임의 미묘한 변화를 함께 체험
▶ 보호자: 한쪽 다리의 햄스트링/둔근 단련 + 골반 안정화 훈련

## 07 사랑의 활 자세(Loving Bow Lunge)

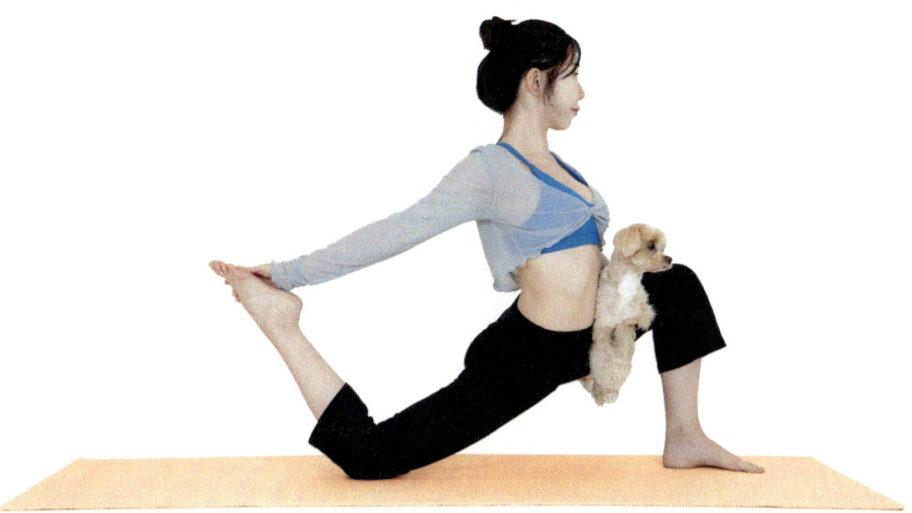

1. 전사 자세 I(Warrior I) 또는 로우 런지(Low Lunge)를 기반으로 합니다.
2. 앞쪽 다리는 무릎이 90도 각도로 굽혀져 있으며, 뒤쪽 다리는 무릎을 구부려 발등을 손으로 잡고 가슴 쪽으로 당깁니다.
3. 한 손은 강아지를 부드럽게 안아 안정감을 주고 다른 손은 뒤꿈치를 잡고 가슴을 활짝 열며 척추는 신전됩니다.
4. 시선은 정면 또는 살짝 천장을 바라보며 상체 중심을 세웁니다. 강아지를 안고 있는 쪽 팔로 균형을 잡는 것이 중요합니다.

**효과** 고관절 앞쪽(장요근, 대퇴사두근)의 깊은 스트레칭 가슴과 어깨 열기로 상체 유연성 향상. 골반 안정성 + 척추 연장에 도움. 반려견과의 교감을 깊이 느낄 수 있는 포즈

## 08 리버스 워리어 위드 퍼피
(Reverse Warrior with Puppy)

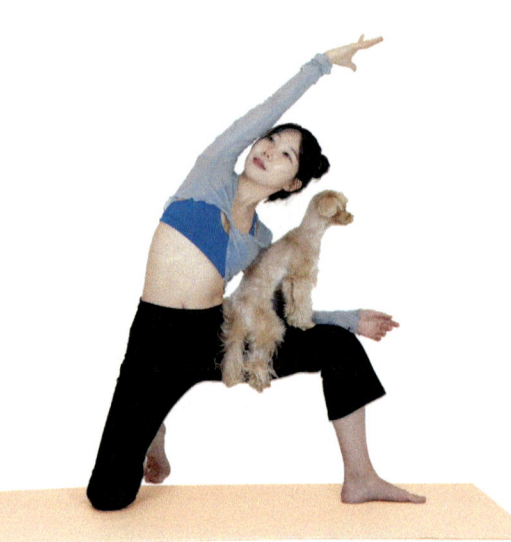

**하체 (정렬)자세:**

① 앞쪽 다리는 무릎이 90도로 굽혀져 있고, 뒷다리는 무릎을 펴서 바닥을 단단히 디딘 상태입니다.

② 양발은 서로 반대 방향을 향해 안정적으로 선 자세(전사 2 기반)입니다.

**상체 (확장)자세:**

① 반려견을 가슴에 안은 상태에서 상체는 뒤쪽으로 살짝 기울이며, 한 팔을 머리 위로 부드럽게 넘기듯 올립니다.

② 시선은 손끝 또는 천장 방향을 향해 자연스럽게 둡니다.

| | |
|---|---|
| **효과** | 몸의 측면 스트레칭(옆구리, 광배근, 복사근 등). 하체 근력 강화 및 균형감 향상, 가슴 확장과 호흡 개선. 심리적 안정감 + 반려견과의 교감 |
| **유의 사항** | 강아지가 보호자의 중심에서 안정되게 안겨 있어야 하며, 복부와 고관절의 힘으로 자세를 지탱하면서 상체를 과하게 꺾지 않도록 주의 |

# 09 너를 품은 나무(Tree Pose with Puppy)

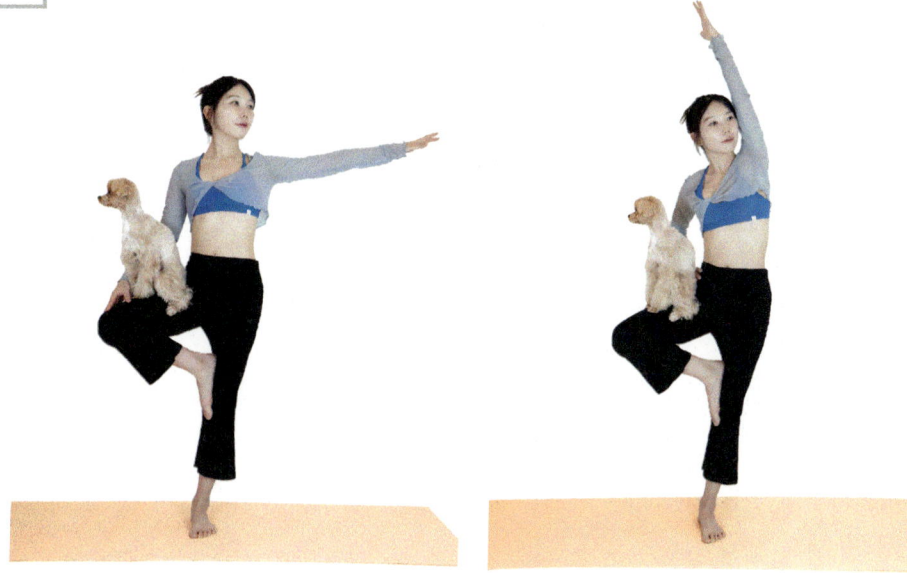

**하체 (정렬)자세:**

① 한쪽 다리로 체중을 지지하고, 반대쪽 발바닥을 허벅지 안쪽에 붙입니다.
② 양쪽 엉덩이는 수평을 유지하며 골반은 정면을 향한 중립 상태로 둡니다.
③ 지지하는 발은 단단하게 바닥을 눌러 균형을 유지합니다.

**상체 (확장)자세:**

① 반려견을 가슴 가까이 편안하게 안은 상태에서 한 손은 옆으로 길게 뻗거나 자연스럽게 아래로 내려 균형을 유지합니다.
② 척추는 바르게 세우고, 시선은 정면에 고정합니다.

**효과** 하체 안정감 및 코어 강화, 균형 감각과 집중력 향상, 정서적 안정 및 반려견과의 교감, 가슴 앞쪽 확장으로 호흡 깊이 향상

**유의 사항**

- 강아지가 보호자의 몸통 가까이에 안정적으로 안겨 있어야 함
- 무릎이 옆으로 과하게 열리지 않도록 주의 ✨
- 허리를 젖히기보다는 복부의 긴장으로 척추를 길게 늘림
- 초보자의 경우 발을 허벅지 대신 종아리에 두어도 좋음

4부 보호자도 함께 건강해지는 요가 루틴

## 10　교감 런지(Bonding Lunge)

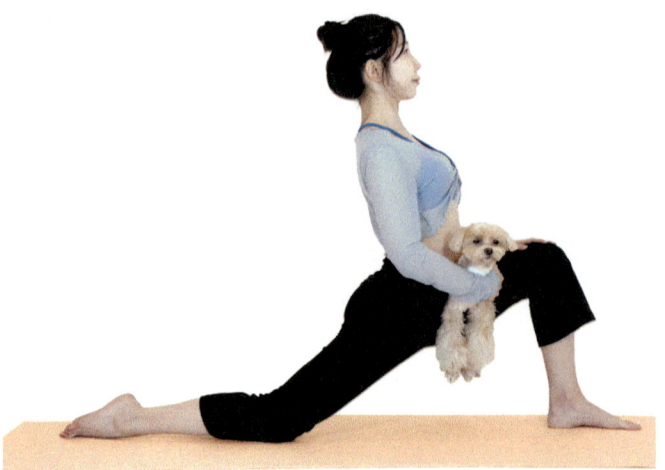

### 하체 (정렬)자세:
① 앞다리는 무릎이 90도 각도로 굽히고, 발바닥은 바닥을 단단히 누릅니다.
② 뒷다리는 무릎을 바닥에 두고 발등을 완전히 내려놓아 안정적으로 지지합니다.
③ 골반은 정면을 향해 중립 상태 유지합니다.

### 상체 (정렬)자세:
① 상체는 곧게 세운 상태에서 복부에 힘을 주어 척추를 길게 늘립니다.
② 양손으로 강아지를 안아 가슴 앞에서 포근하게 감싸안은 포즈를 취합니다.

### 시선과 호흡
① 시선은 정면 또는 약간 아래쪽의 반려견 방향을 유지합니다.
② 천천히 깊게 들이마시고, 내쉴 때 골반이 바닥 쪽으로 부드럽게 내려갑니다.

> **효과**　고관절 열기 및 장요근 스트레칭. 하체 근력 안정화, 골반 유연성 향상. 척추 신전으로 인한 자세 교정. 반려견을 품에 안아 심리적 안정감과 유대감 증가

# 11 댕댕이 버드독 포즈
## (Bird Dog with Puppy Balance)

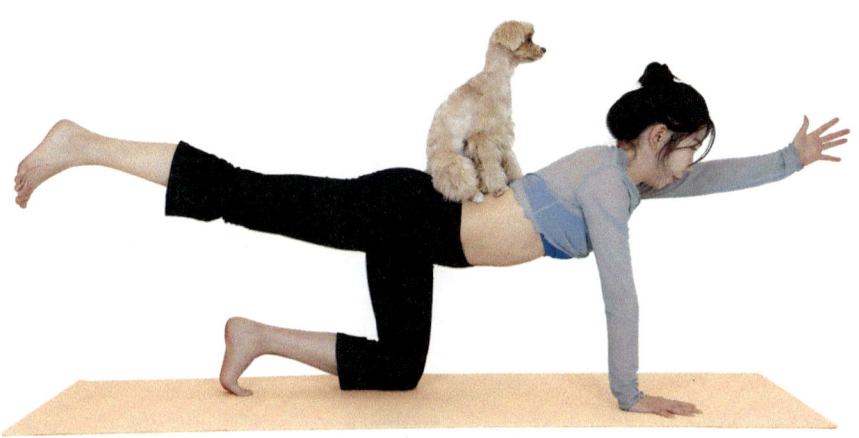

① 테이블탑 자세에서 한쪽 다리를 뒤로 곧게 뻗어 코어와 하체 균형을 유지합니다.
② 강아지는 견주의 골반 위 또는 허리 아래쪽에 앉아 균형감을 길러 주는 도우미 역할을 합니다.

**효과** 척추 정렬 & 복부 안정성 향상. 엉덩이, 햄스트링 근육 강화. 강아지는 위에 앉은 채 신뢰감과 집중력 상승

**유의 사항** 허리가 처지지 않도록 복부를 조이고, 강아지의 체중은 골반 중심으로 배분되도록 유도

## 12 | 댕댕이 체어 업워드
### (Chair Lift Pose with Puppy)

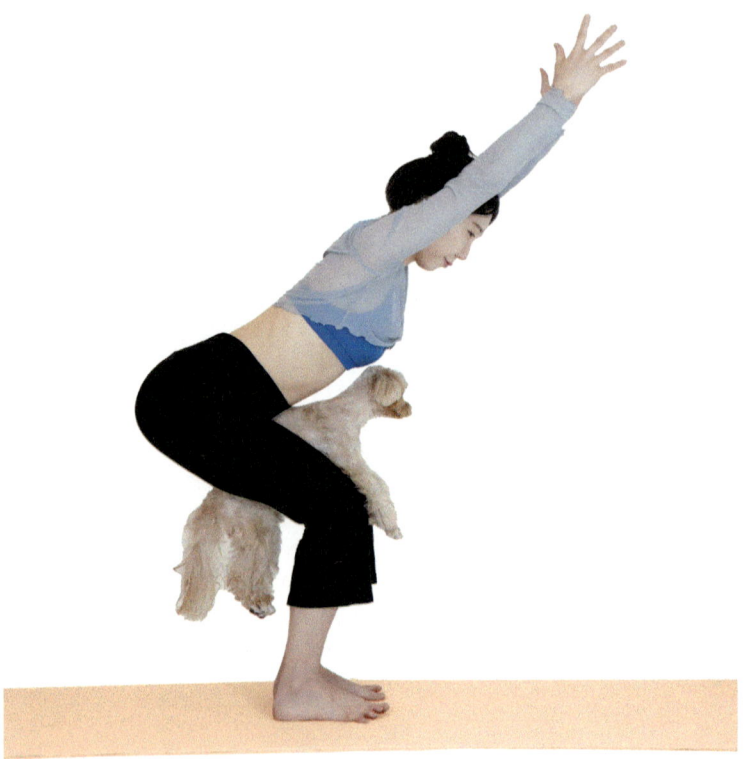

엉덩이를 뒤로 빼며 의자에 앉듯 무릎을 굽히고, 강아지를 허벅지 사이에 받친 뒤 양팔을 귀 옆으로 들어 올립니다. (견고한 허벅지와 복부 힘이 중요한 자세예요.)

#### 효과
- 반려견: 보호자의 다리로 안정되게 감싸지며 보호받는 느낌
- 보호자: 하체 근력 강화(허벅지, 종아리), 상체 정렬 교정 및 척추 늘림

#### 유의 사항
- 무릎이 발끝 앞으로 나가지 않게 주의
- 손목이 무리 가지 않도록 팔은 어깨 너비 유지

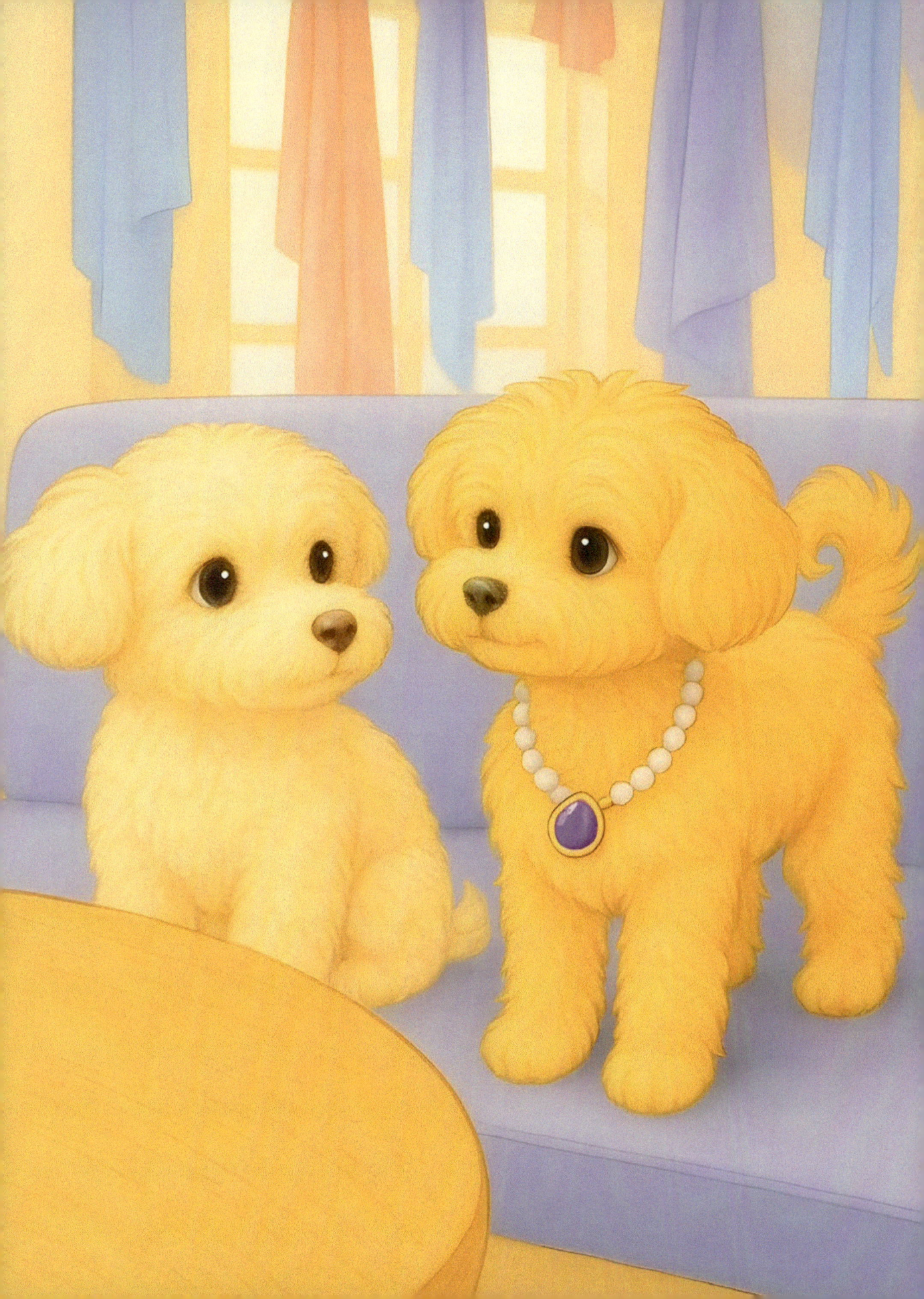

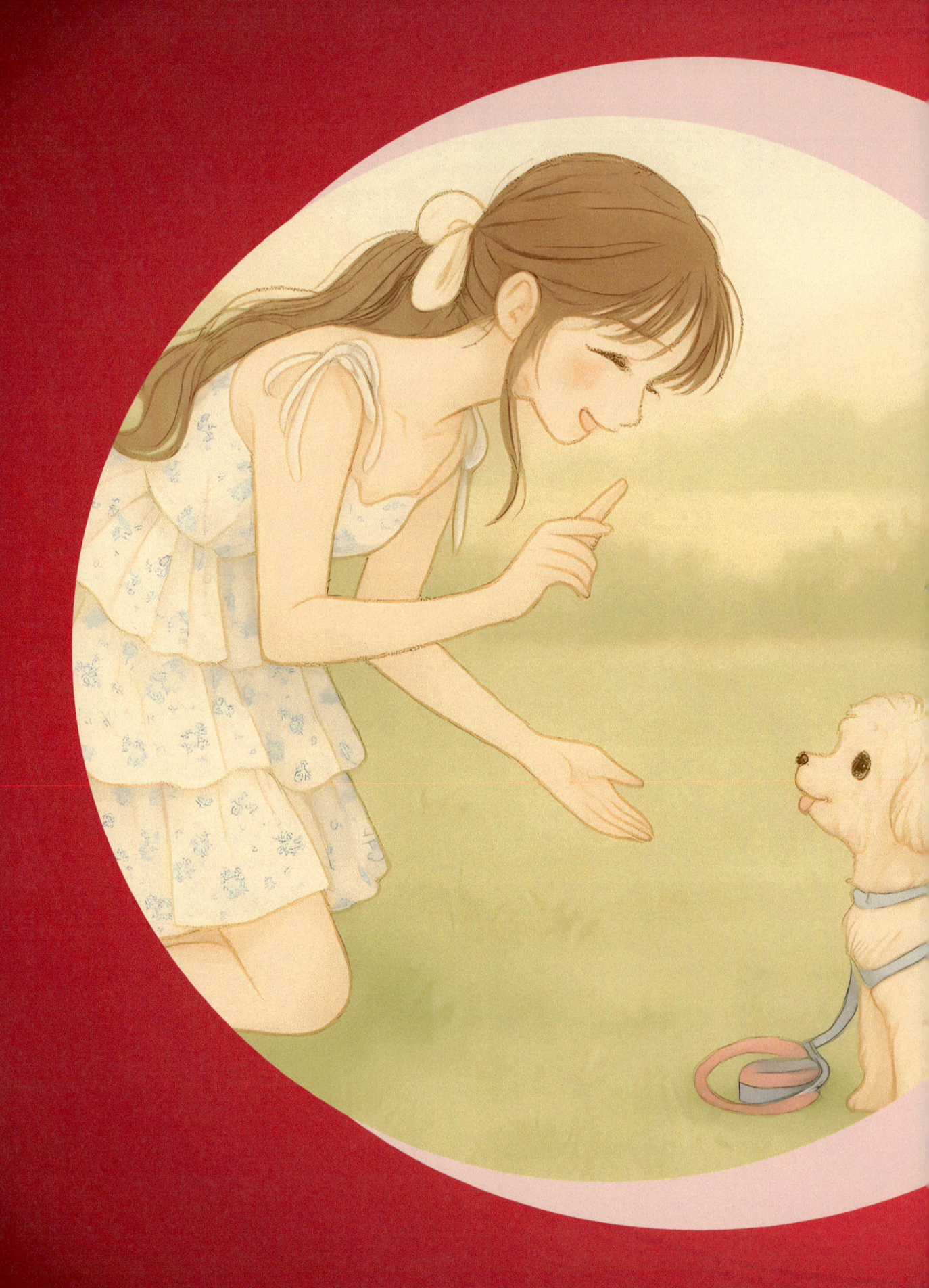

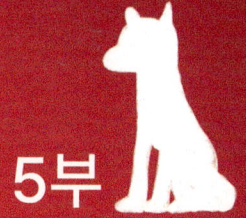

# 5부
# 상황별 실전 도그요가 루틴

— 하루의 순간마다, 강아지와 함께하는 요가가 있습니다

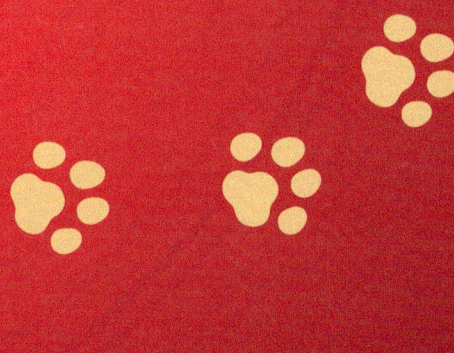
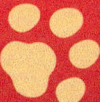

# 1.
# 아침을 여는 10분 교감 요가

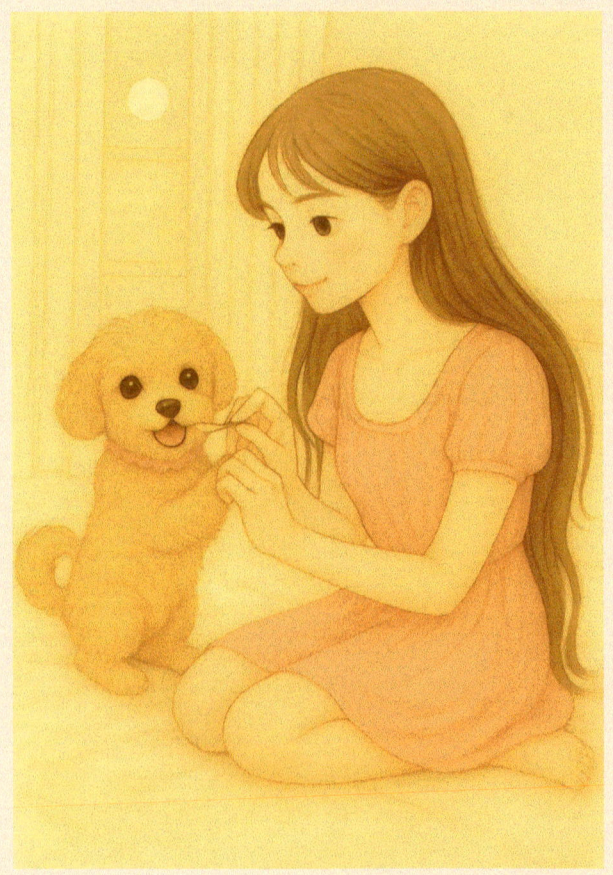

- **목적:** 하루의 시작을 차분하고 긍정적으로 시작하기

- **추천 루틴:**
① 보호자가 가부좌로 앉아 강아지를 무릎 위나 옆에 두고
② 함께 심호흡 3회 → "좋은 하루가 될 거야"라는 짧은 말 건네기
③ 상체를 앞뒤로 천천히 흔들며 강아지를 품에 안은 상태로 리듬 맞추기
④ 손등 또는 가슴을 천천히 쓰다듬으며 아이의 컨디션 살피기

짧지만 따뜻한 루틴은 강아지에게 하루를 시작하는 안정감을 줍니다.

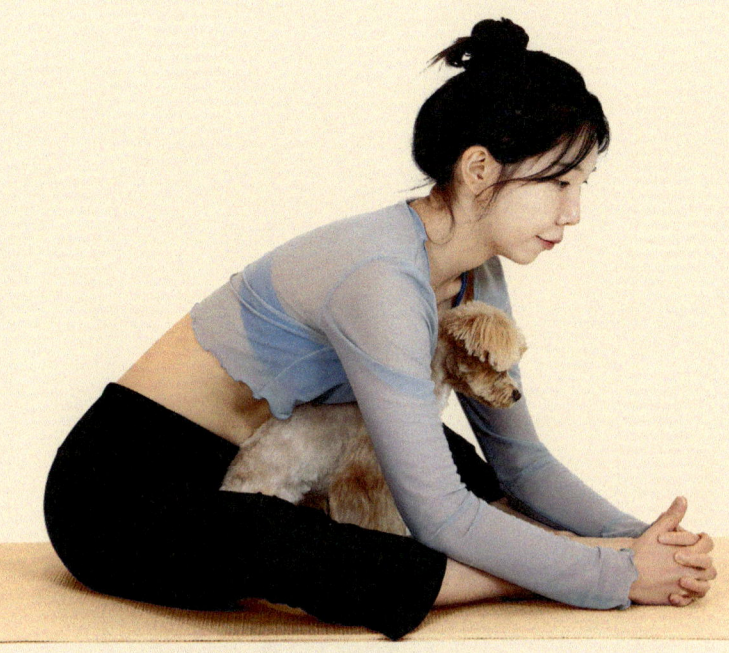

## 2.
## 산책 후 쿨다운 요가

• **목적:** 흥분된 에너지 정리, 심박수 안정

• **추천 루틴:**

① 돌아와서 매트 위에 함께 앉아 조용히 숨 고르기
② 보호자는 무릎을 접어 발바닥 합족을 하고, 강아지 등에 가슴을 살포시 올려 둡니다.
③ "산책 즐거웠어?" 같은 짧은 교감 대화로 마무리

산책 후 바로 쉬지 않고 짧게 요가를 해 주면, 흥분 → 안정으로 자연스럽게 전환됩니다.

# 3. 비 오는 날 실내 놀이형 요가
### - 등 위의 꼬리별(Tabletop with Puppy)

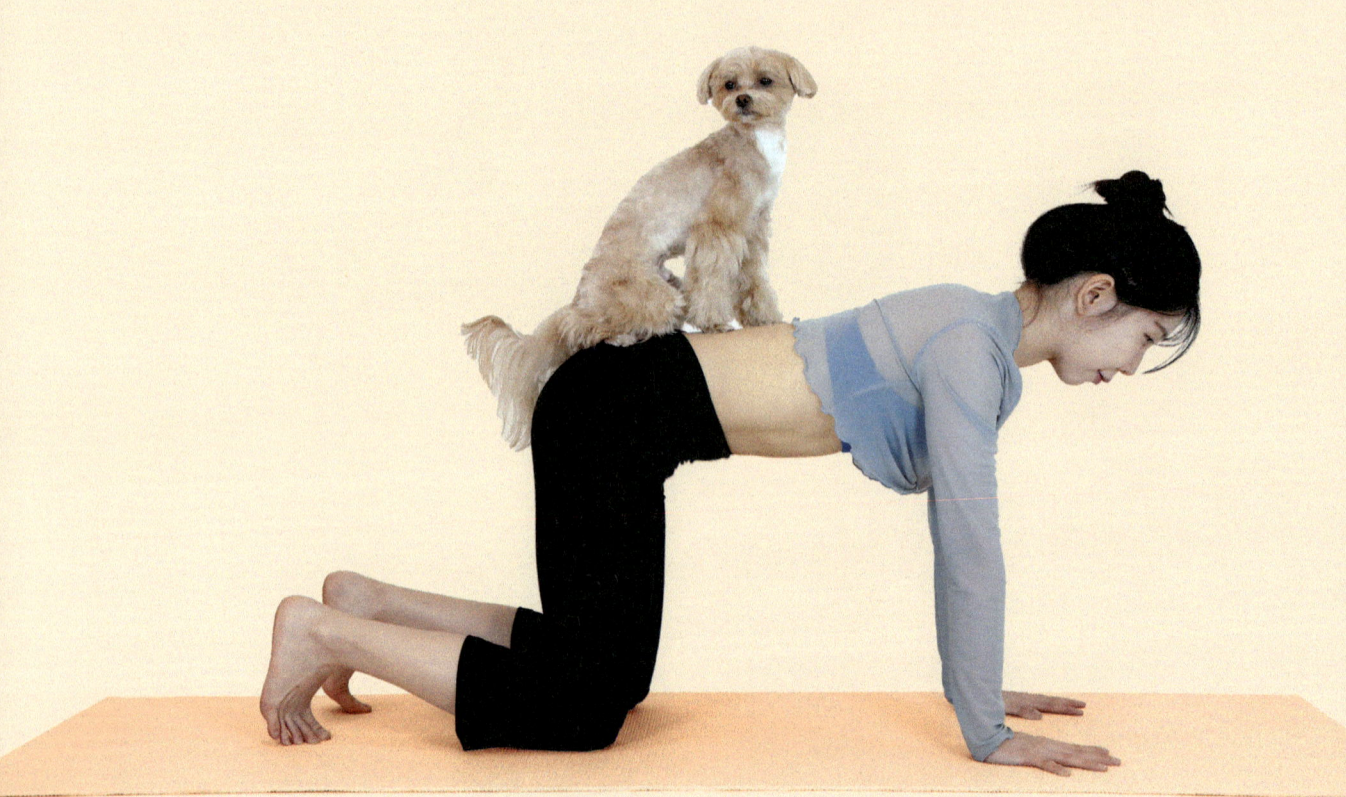

- **목적:** 에너지 소진 + 스트레스 해소
- **추천 루틴:** 보호자의 천골에 강아지의 엉덩이를 올리고 앞다리는 허리, 등에 지지

**보호자 자세 정렬:**

① 손바닥은 어깨 아래, 무릎은 골반 아래에 나란히 위치

② 팔꿈치는 펴되 관절이 꺾이지 않도록 살짝 힘 빼기

③ 시선은 바닥 또는 살짝 앞쪽, 척추는 곧게, 허리는 자연스럽게

④ 복부에 힘을 살짝 주어 중심을 잡아 줍니다.

**강아지 위치:**

① 보호자의 엉덩이 또는 허리 중심에 강아지를 살포시 올림

② 강아지의 엉덩이는 살짝 위로 들리고 앞다리는 보호자의 등 위에 닿게 함

③ 너무 뒤로 쏠리지 않게 주의

> **효과**  코어 근육 및 척추 안정성 강화, 강아지와의 신뢰 형성 및 교감 훈련. 허리라인 정렬에 도움. 동작 전/후로 고양이-소 자세 연계 시 효과 극대화
>
> **유의 사항**
> - 강아지가 움직이지 않도록 시선과 말로 안정감을 주세요.
> - 보호자는 복부와 둔근(엉덩이 근육)에 힘을 줘서 중심을 유지
> - 장시간 유지하지 말고 강아지의 반응을 살펴보며 짧게 반복 ✓

01

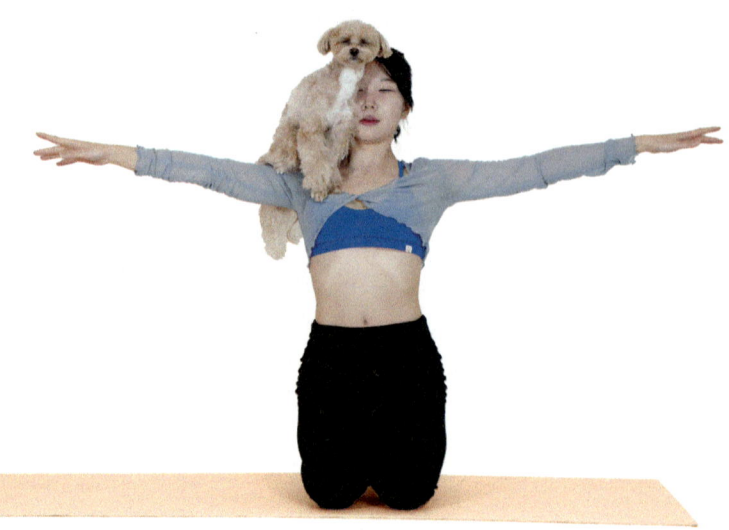

## 댕댕이 어깨 위 천사
**(Angel Wings with Puppy on Shoulder)**

❶ 무릎을 꿇고 앉은 상태에서 척추를 곧게 세우고 양팔을 좌우로 넓게 벌려 어깨를 활짝 엽니다.

❷ 강아지는 한쪽 어깨에 살짝 올라타 균형을 잡고 앉아 있으며, 견주는 몸의 중심을 정확히 잡고 호흡을 안정시킵니다.

### 효과
- 반려견: 높은 시야 + 보호자와의 밀착감으로 정서적 안정 효과
- 보호자: 어깨 관절 개방 및 등 상부 근육 이완, 체간 중심 유지력 강화(강아지가 위에 있기 때문에 균형 필요)

### 유의 사항
- 어깨에 강아지를 올릴 땐 무게 중심이 앞/뒤로 쏠리지 않게 주의
- 강아지가 어깨에 올라가는 걸 낯설어하거나 불안해할 경우 천천히 익숙하게 시도
- 손목이나 허리에 통증이 있는 경우 무리해서 오래 유지하지 않도록 합니다.

## 02

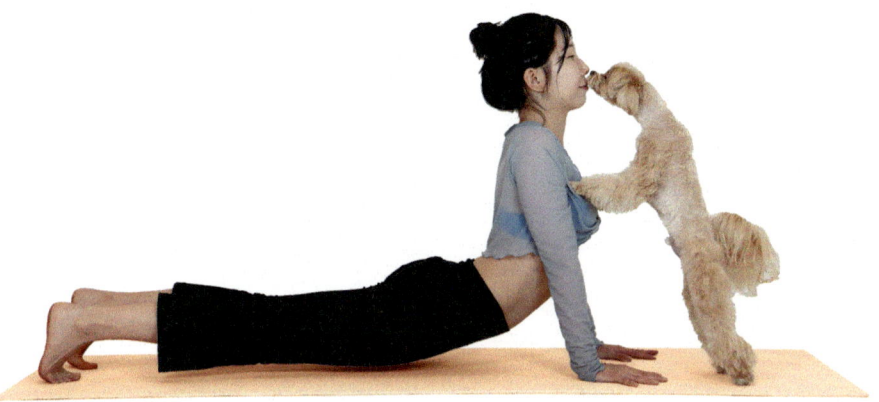

## 코브라 자세 러브댕댕. Bhujangasana
**(부장가사나, 코브라 자세)**
**– 반려견 교감 변형**

① 바닥에 엎드린 상태에서 두 손을 어깨 아래에 둡니다.
② 호흡을 마시며 상체를 들어 올려 척추를 부드럽게 신전시킵니다.
③ 어깨는 귀에서 멀어지게 내리고, 시선은 정면 또는 살짝 위로.
④ 강아지는 앞발을 보호자의 가슴 위에 얹고 얼굴을 마주 보며 교감합니다.

> **효과** 척추 유연성 향상, 복부 장기 순환 개선, 가슴과 어깨 열기, 반려견과의 신체적 거리 좁히며 정서적 교감 유도

## 03 | 포옹하는 아기 자세
### (Puppy Hug in Apanasana)

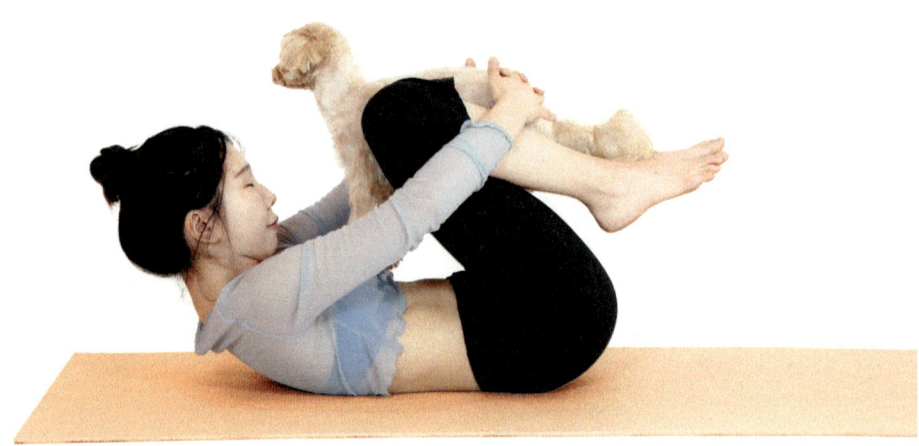

**하체 (정렬)자세:**
① 등을 바닥에 대고 편안히 눕습니다.
② 무릎을 구부려 가슴 쪽으로 끌어안으며 발은 서로 가까이, 복부 쪽에 자연스럽게 위치합니다.

**상체 (확장)자세:**
① 반려견을 부드럽게 안아 들고 어깨와 목의 힘을 풉니다.
② 이마 또는 눈을 감고 온전히 반려견과 자신에게 집중합니다.

> **효과**
> 하복부 이완 및 장 운동 촉진. 허리 긴장 완화, 요추 정렬. 정서적 안정감, 반려견과의 유대감 증대. 스트레스 완화, 마음 진정
>
> **유의 사항**
> - 무릎은 과도하게 당기기보다 복부가 편안할 정도로 끌어안기
> - 어깨는 바닥 쪽으로 내려놓으며 긴장 풀기
> - 반려견이 불안해하지 않도록 말없이 숨결을 맞춰 줄 것
> - 허리가 바닥에서 들리지 않도록 주의

## 04 너를 안은 의자 자세
### (Puppy Hug Chair Pose)

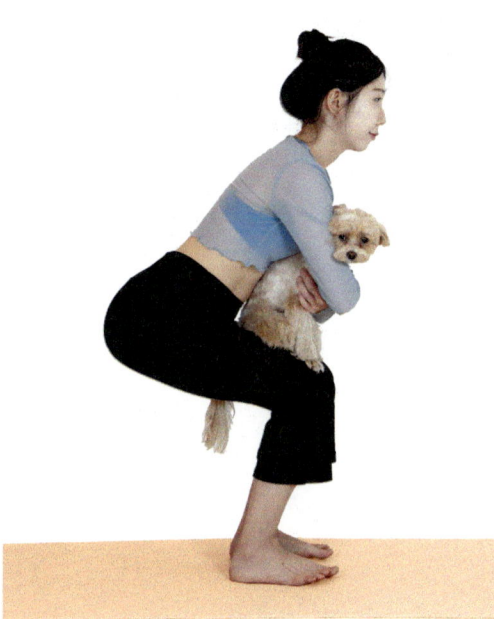

**하체 (정렬)자세:**

1. 양발은 골반 너비로 벌리고 평행하게 섭니다.
2. 무릎을 굽혀 엉덩이를 뒤로 빼며 앉 듯이 내립니다.
3. 체중은 뒤꿈치 쪽으로 두되 발 전체에 고르게 실리도록 주의합니다.
4. 발끝보다 무릎이 앞으로 나가지 않도록 유지합니다.

**상체 (확장)자세:**

1. 강아지를 가슴 가까이에 조심스럽게 끌어안은 상태로 어깨는 이완하고 척추는 곧게 세웁니다.
2. 시선은 정면 또는 반려견에게 사랑스럽게 향합니다.

> **효과** 하체 근력 강화(허벅지, 종아리, 엉덩이), 척추 안정화 및 자세 교정, 반려견과의 교감 증진, 균형감각과 하체 균형력 향상
>
> **유의 사항**
> - 복부에 살짝 긴장을 주어 <u>허리가 꺾이지 않도록</u> 합니다.
> - 강아지가 편안하게 안겨 있도록 팔의 위치를 조절합니다.
> - 초보자는 너무 깊이 앉기보다는 약간만 내려앉아도 충분합니다.

## 05 포근히 안은 피라미드 자세
### (Puppy Hug Pyramid Pose)

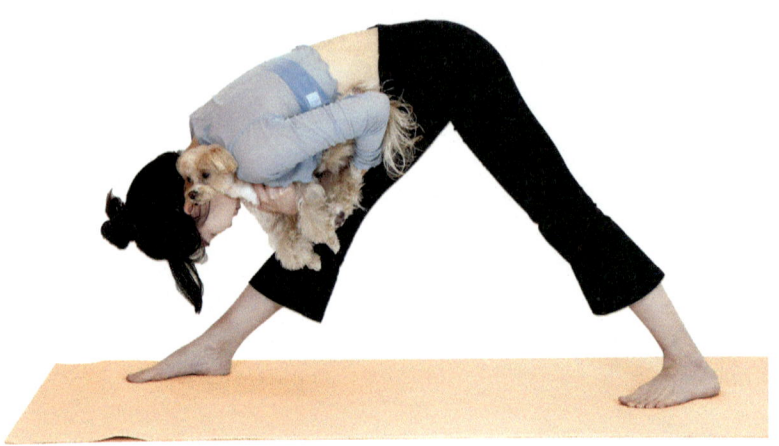

**하체 (정렬)자세:**

① 앞다리는 무릎을 살짝 굽힌 채 고관절에서 접고, 뒷다리는 땅을 단단히 누르며 뒤꿈치를 붙인 상태를 유지합니다.

② 두 발은 골반 너비보다 살짝 좁게, 서로 엇갈린 일자 형태로 정렬합니다.

**상체 자세:**

① 강아지를 가슴에 부드럽게 안은 채 상체를 앞으로 숙입니다.

② 허리는 둥글게 말기보다 고관절에서 접는 느낌으로 진행합니다.

③ 시선은 강아지를 바라보며, 등을 길게 늘이는 느낌으로 숙입니다.

> **효과**  햄스트링과 종아리 근육 이완, 고관절의 유연성 증가, 중심 이동을 통한 균형감각 향상, 반려견과의 교감 및 정서적 안정 증진
>
> **유의 사항**
> - 무릎이 과하게 펴지지 않도록 미세한 여유 유지
> - 반려견이 흔들리지 않게 가슴 가까이에 안정적으로 안을 것
> - 허리가 둥글게 굽지 않도록 복부에 약간 힘을 줄 것

## 06 도그 밸런싱 하이 니 포즈
### (Dog Balancing High Knee Pose)

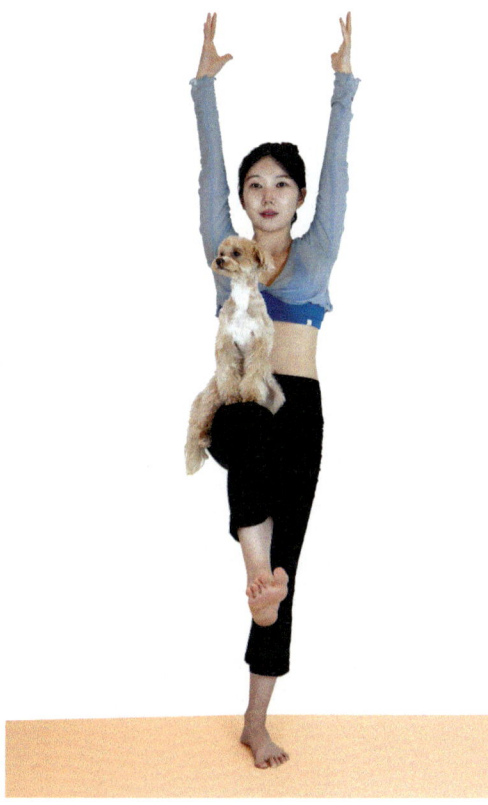

- 너를 안은 지금,
  내가 더 단단해진 이유

① 보호자는 양팔을 머리 위로 곧게 들어 올리며 한쪽 다리로 균형을 잡고 섭니다.

② 반대쪽 무릎은 90도 정도 들어 올리고, 반려견은 양팔 또는 겨드랑이 아래에서 부드럽게 안아 몸 쪽으로 고정합니다.

③ 가슴은 활짝 열고, 시선은 정면을 응시하며 척추를 곧게 세웁니다.

④ 반려견이 불안해하지 않도록 부드러운 호흡과 시선, 말투로 안정감 있게 리드합니다.

### 효과

▶ 반려견: 보호자의 품 안에서 중심 잡힌 자세를 함께 경험, 공중에 들려 있는 느낌으로 감각 발달과 유대감 강화, 보호자의 심박과 호흡을 통해 심리적 안정감 경험

▶ 보호자: 코어 근육과 발목, 고관절 안정성 향상, 집중력 및 좌우 균형 감각 강화, 반려견을 안은 상태에서의 중심 유지로 마음 근육까지 단단해지는 시간

### 바른 자세를 위한 3가지 조건

- 바닥이 평평하고 미끄럽지 않은 곳에서 수행
- 무릎을 너무 높게 들어 올리기보다 몸의 안정성을 우선
- 반려견이 불안해하지 않도록 5초~10초 이내 짧게 유지, 점차 늘리기

## 07 | 강아지가 지켜보는 소자세
### (Cow Pose with Puppy)

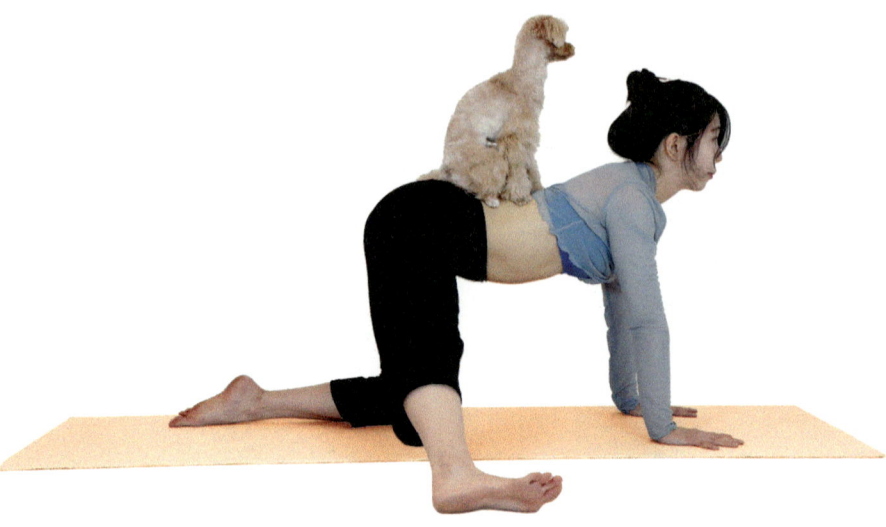

**기본 자세( 정렬):**

① 손바닥은 어깨 아래에, 무릎은 골반 아래에 나란히 위치시킵니다.
② 왼쪽 발등은 매트에 편안히 닿아 있고, 반대 다리는 옆으로 펴 줍니다.
③ 척추는 바닥 쪽으로 부드럽게 내려가며, 가슴을 활짝 열어 줍니다.
④ 시선은 앞을 향하거나 살짝 위를 향해 부드럽게 유지합니다.

**반려견 포지션**

① 강아지는 견주 등의 중심선 위에 자연스럽게 앉힙니다.
② 움직임이 클 경우, 보호자는 천천히 호흡과 함께 움직이며 강아지가 안정감을 느끼도록 유도합니다.

**호흡과 움직임**

① 들숨에 따라 척추를 아래로, 가슴을 위로 합니다.
② 복부를 부드럽게 이완하며 엉덩이는 살짝 위로 향하게 합니다.

**효과**  척추 유연성 향상, 요추 이완. 복부 장기 순환 도움. 반려견과의 교감 강화, 긴장 완화. 자세 교정 감각 향상

## 08 도그 릴렉싱 차일드 포즈
(Dog Relaxing Child's Pose)

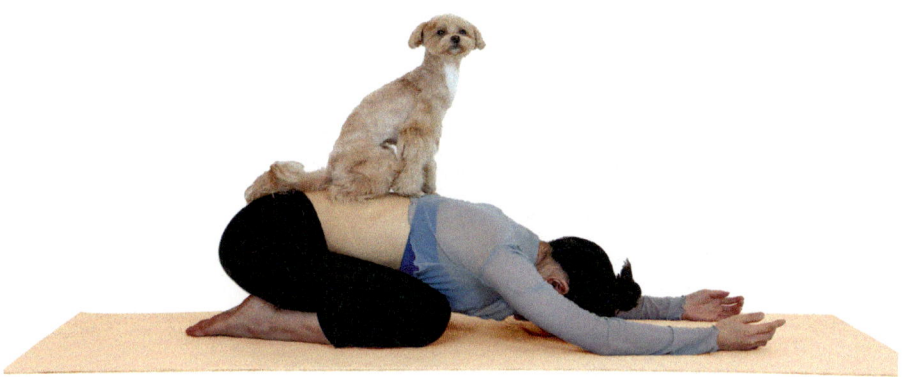

**- 너의 체온을 등에 느끼며, 오늘 하루를 조용히 마무리합니다**

① 보호자는 무릎을 꿇고 발뒤꿈치에 엉덩이를 얹은 상태에서 상체를 앞으로 숙이며 팔을 앞으로 뻗습니다.
② 등 위에는 반려견이 편안히 올라서서 보호자의 호흡과 움직임에 맞춰 중심을 잡습니다.
③ 반려견이 무게 중심을 앞뒤로 흔들지 않도록 보호자는 복부와 코어에 힘을 주고, 반려견은 조용히 앉거나 엎드려 균형을 유지합니다.

이 자세는 수업의 마무리 또는 짧은 힐링 타임에 적합합니다.

### 효과

▶ 반려견: 보호자의 등 위에 올라 평소와는 다른 시야 경험, 호흡의 리듬을 등에 느끼며 정서적 안정감 확보, 균형 감각 발달 및 보호자와의 신뢰 심화
▶ 보호자: 허리, 골반, 엉덩이 근육 이완 및 회복. 반려견의 체중을 느끼며 등과 코어 자극. 마지막 교감을 통해 마음의 안정과 연결감 형성

### 바른 자세를 위한 3가지 조건

- 반려견이 중심을 잃지 않도록 천천히 올라오게 유도
- 보호자는 코어 근육을 미세하게 활성화해 안정 유지
- 이 자세에서 최소 30초~1분간 조용히 머물며 마무리

## 09 도그 터널 요가(Dog Tunnel Yoga)

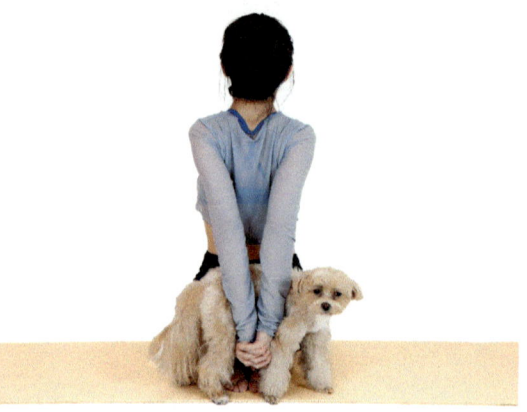

**- 지루한 날, 마음의 터널을 너와 함께 지나갑니다**

① 보호자는 양다리를 모아 앉은 채로 상체를 살짝 앞으로 기울입니다.
② 팔은 등 뒤로 뻗어 손을 깍지 끼거나 자연스럽게 뒤에서 손목을 감싸안으며 몸을 안정되게 유지합니다.
③ 그사이 반려견은 보호자의 다리와 팔 사이를 지나가거나 멈춰 앉아 터널처럼 활용되는 경험을 하게 됩니다.
④ 동작을 유지하며 반려견의 자연스러운 움직임을 관찰하고, 시선은 부드럽게 아래 또는 강아지를 바라봅니다.

움직임과 쉼을 섞은 요가는 우울하거나 지루해하는 비 오는 날의 특효약입니다.

> **효과**
> - 반려견: 좁은 공간을 지나가며 놀이하듯 집중력 향상. 자연스러운 통과 경험을 통해 긴장 해소. 보호자와 함께하는 교감형 놀이로 심리적 안정
> - 보호자: 햄스트링, 허리, 어깨 스트레칭. 고정된 자세 속에서도 호흡과 인내심 훈련. 강아지의 움직임을 지켜보며 마음의 흐름에 여유 생김
>
> **이런 날 추천해요**
> 비 오는 날, 우울하거나 지루함이 몰려올 때 또는 활동량은 적지만 정서적 교감이 필요한 날.

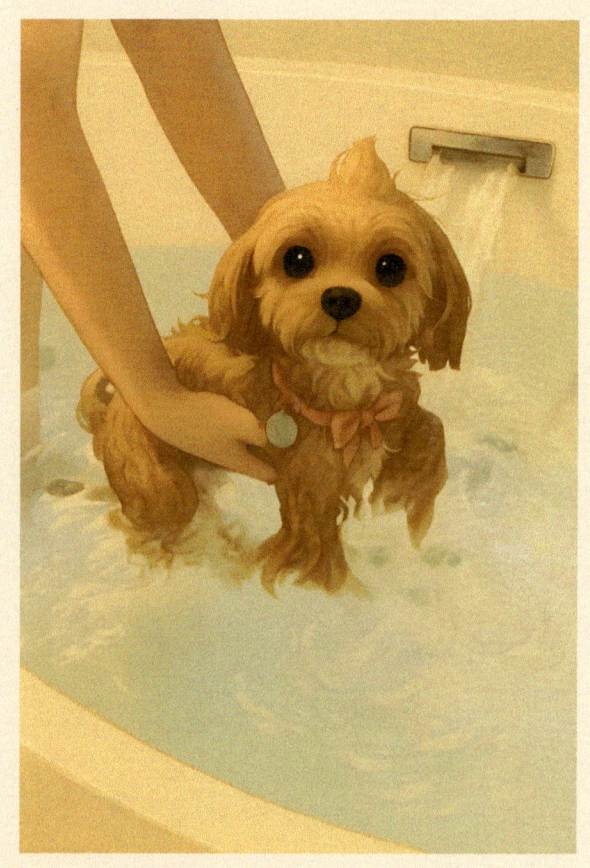

# 4.
# 목욕 후 안정 유도 루틴

- **목적:** 감각 과잉 상태 진정, 긴장 완화

- **추천 루틴:**
① 수건으로 물기를 닦은 뒤, 따뜻한 담요 위에 함께 앉기
② 마른 상태의 강아지를 안고 보호자가 상체를 천천히 좌우로 흔들며 리듬 주기
③ 귀 주변, 꼬리, 발끝 중심으로 림프순환 마사지
④ "고생했어, 깨끗해졌네." 등 부드러운 말로 마무리

목욕은 많은 강아지에게 스트레스입니다. 요가를 통해 **"지금은 안전하다."** 라는 신호를 줘야 해요.

# 5. 분리불안 완화를 위한 저녁 쉼 요가

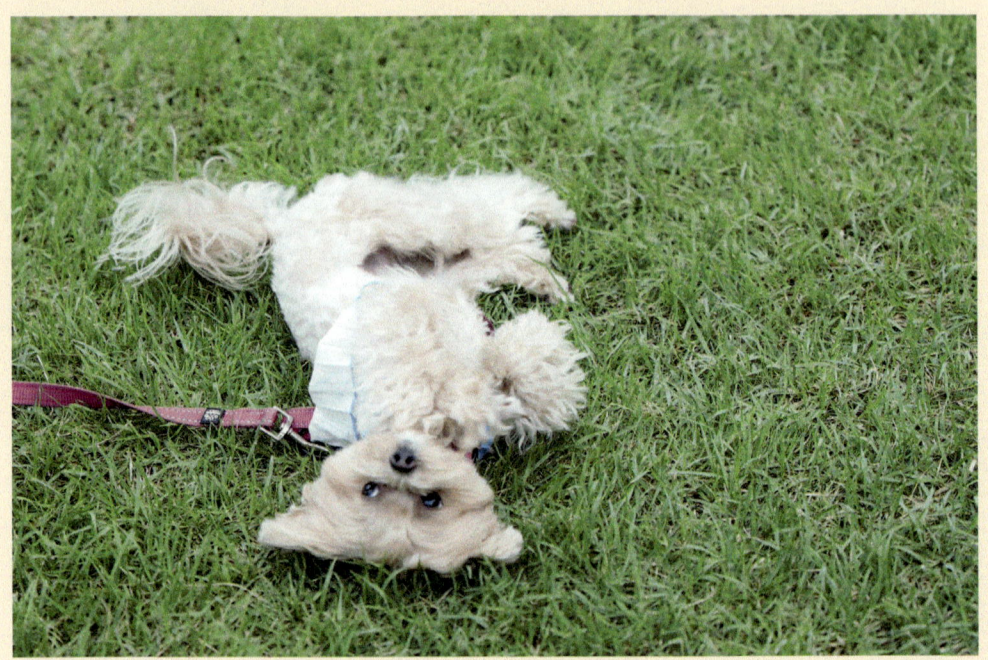

• **목적:** 잠들기 전 불안감 해소, 유대감 강화

• **추천 루틴:**
① 어두운 조명 아래, 강아지와 함께 옆으로 누운 자세
② 보호자의 복식 호흡에 맞춰 강아지의 등을 천천히 쓰다듬기
③ 조용한 백색소음(잔잔한 음악, 파도 소리 등) 배경으로 명상
④ "오늘도 함께 있어서 고마워."라는 말로 마무리

저녁 루틴은 분리불안이 있는 강아지에게 정서적 안전을 심어 주는 최고의 예방법입니다.

# 6. 유대감을 깊게 만드는 나란히 눕기 자세

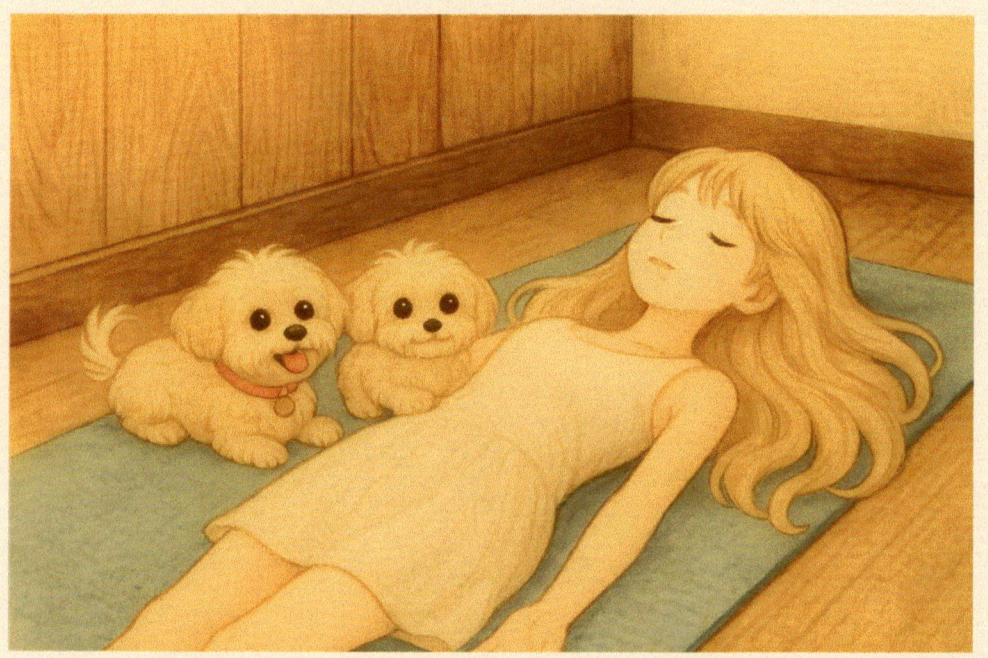

• **목적:** 신뢰 강화, 무언의 교감

• **추천 루틴:**

① 요가 매트에 보호자와 강아지가 같은 방향으로 나란히 눕습니다.

② 움직임 없이 숨만 고르며 함께 머무르기(사바사나)

③ 손끝을 강아지 등에 살짝 얹은 채 보호자의 감정을 가만히 전해 주세요.

아무것도 하지 않는 이 시간이 강아지에게는 '가장 강한 연결'로 기억됩니다.

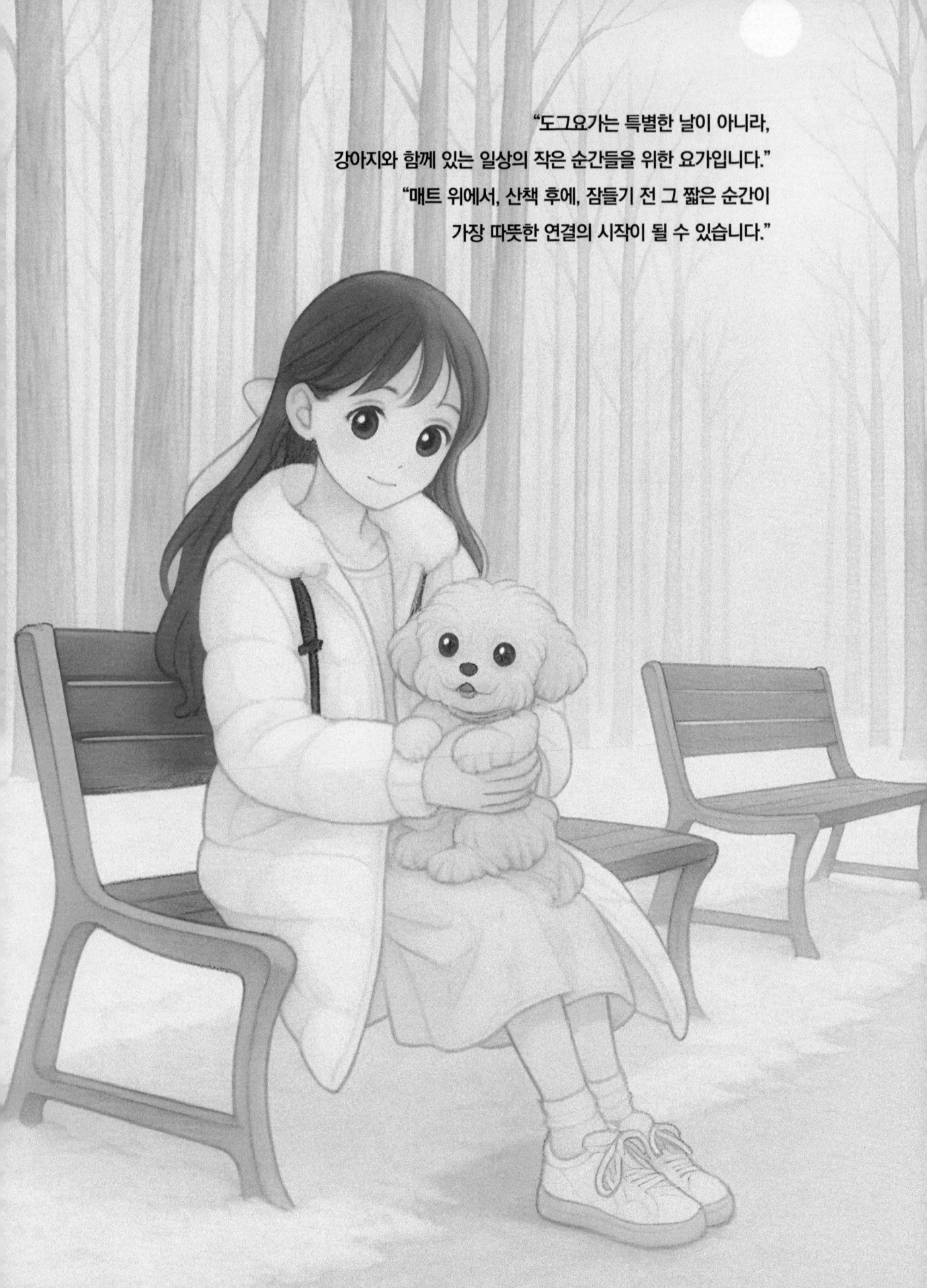

"도그요가는 특별한 날이 아니라,
강아지와 함께 있는 일상의 작은 순간들을 위한 요가입니다."
"매트 위에서, 산책 후에, 잠들기 전 그 짧은 순간이
가장 따뜻한 연결의 시작이 될 수 있습니다."

**쉬어 가기**  **내 강아지는 점프해도 괜찮을까요?**

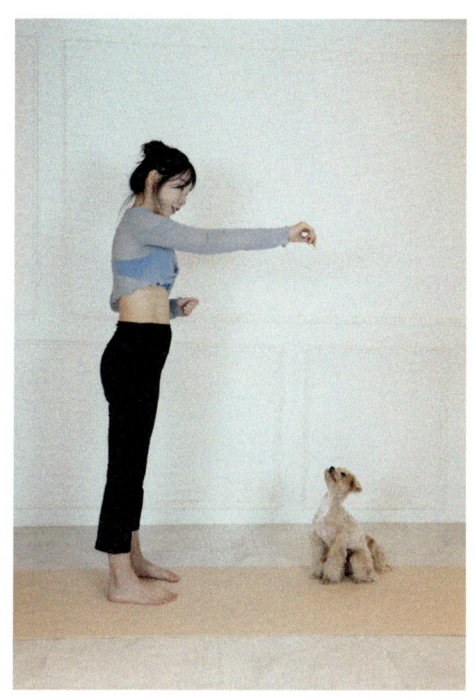
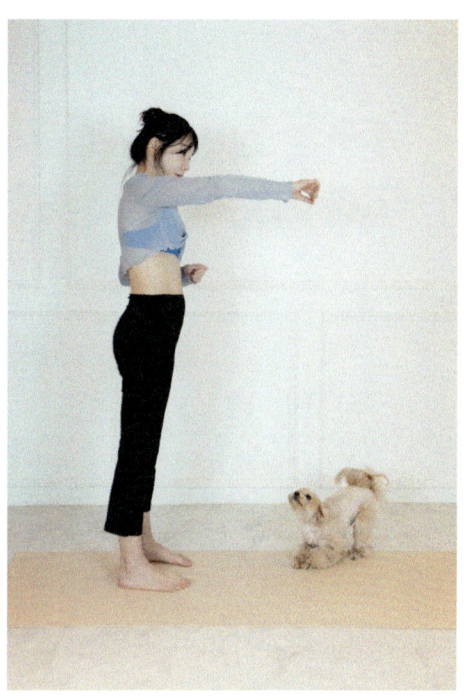
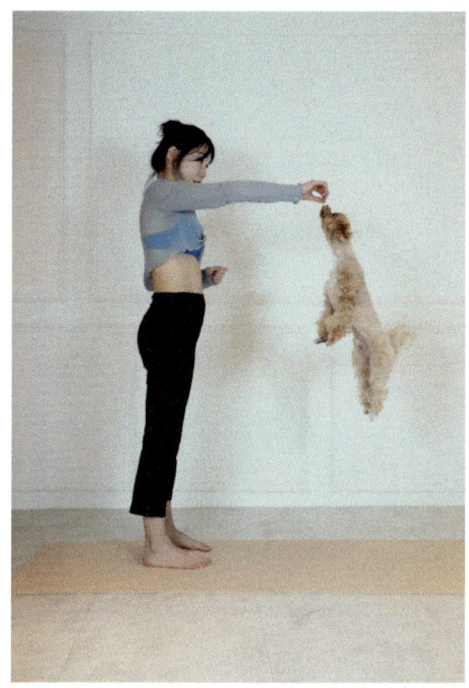
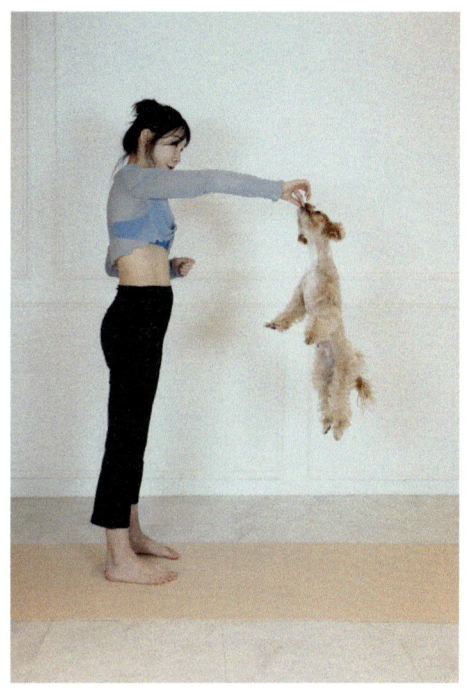

위 장면은 관절이 튼튼한 아이와 부드러운 매트 위에서 촬영된 연출 컷입니다.

반려견의 관절 건강 상태에 따라 점프는 피해야 할 수 있어요.

실생활에서는 반드시 높이 제한, 점프 빈도, 착지면 상태를 체크해 주세요.

## 🐾 슬개골 탈구 예방을 위한 무게 기준 & 주의사항

Q. 강아지가 점프를 해도 되는 조건은?
① 건강검진에서 슬개골 상태가 '정상'으로 나온 경우
② 체중이 가볍고, 근육량이 충분한 경우
③ 바닥이 미끄럽지 않고 충격이 적게 분산되는 환경일 것
④ 보호자와의 놀이 중 자발적으로 점프한 경우

| 강아지 체중 | 점프 권장 여부 | 설명 |
|---|---|---|
| 1.5kg 이하 | X | 관절이 너무 약해 부상의 위험이 큼 |
| 1.6kg~2.5kg | 제한 | 관절이 약한 소형견 비율이 높음. 되도록 점프는 지양 |
| 2.6kg~3.5kg | 상태에 따라 | 근육량과 슬개골 상태가 양호하다면<br>간단한 점프 OK (단, 반복 X) |
| 3.6kg 이상 | 조심 | 체중이 늘수록 관절에 부담 증가. 특히 비만견은 금물 |

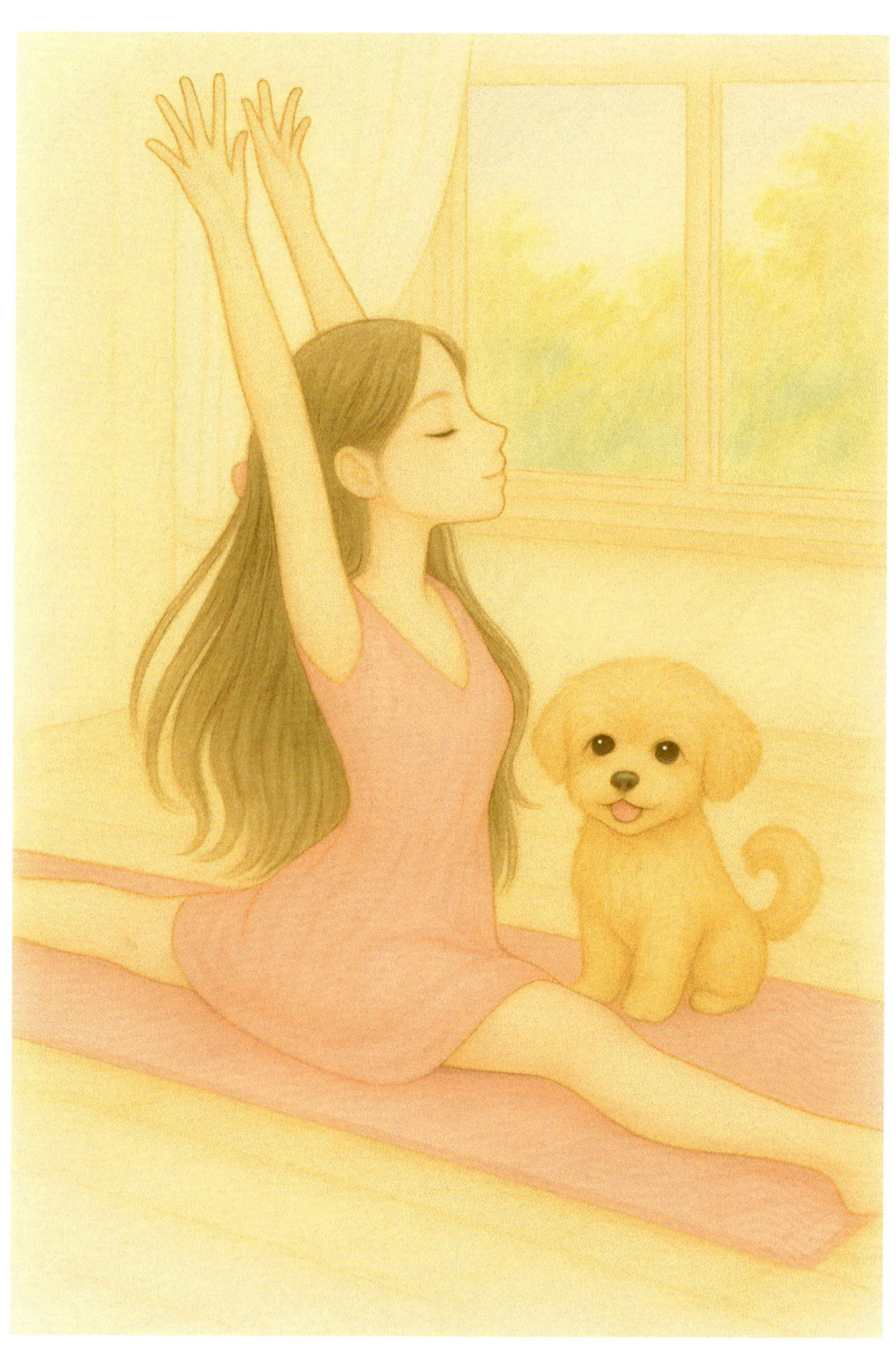

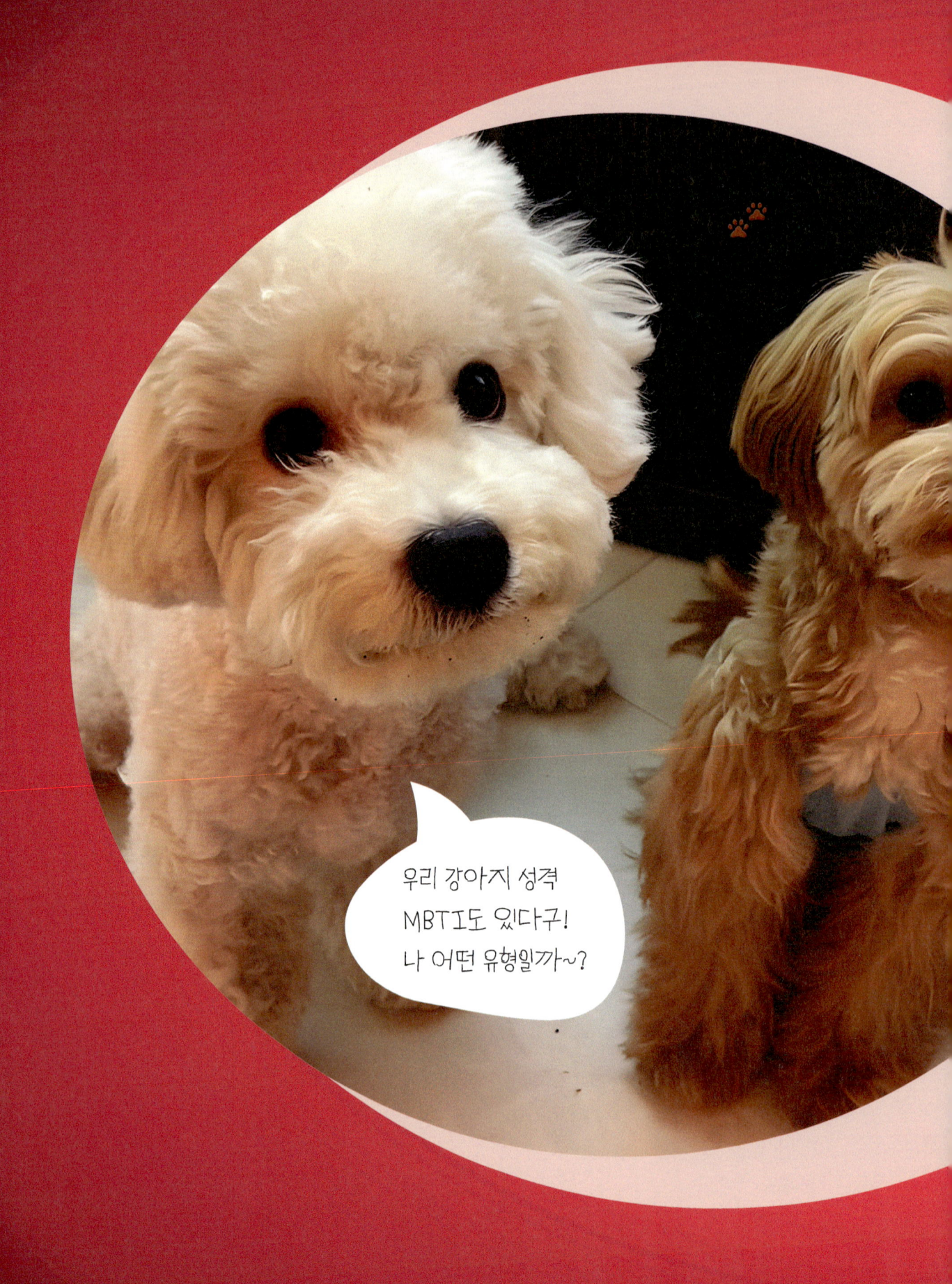

엄마랑 같이 테스트해 보자!

# 부록

# 1. 우리 강아지 성격 유형 MBTI 테스트

## 1. 외향형(E) vs 내향형(I)

| 항목 | 성향 |
|---|---|
| ☐ 처음 보는 사람에게도 꼬리를 흔든다. | (E) |
| ☐ 낯선 사람에게는 거리를 두고 경계한다. | (I) |
| ☐ 강아지 친구들 사이에서 잘 어울린다. | (E) |
| ☐ 집이 제일 좋다, 외출은 좀 피곤해 보인다. | (I) |

## 2. 감각형(S) vs 직관형(N)

| 항목 | 성향 |
|---|---|
| ☐ 산책할 때 냄새 맡느라 한곳에 오래 머문다. | (S) |
| ☐ 냄새보다 주변 소리, 사람 움직임에 더 반응한다. | (N) |
| ☐ 반복된 장소, 길을 매우 잘 기억한다. | (S) |
| ☐ 새로운 자극(소리, 냄새)에 민감하게 반응한다. | (N) |

## 3. 사고형(T) vs 감정형(F)

| 항목 | 성향 |
|---|---|
| ☐ 혼날 때도 그다지 눈치 안 본다. | (T) |
| ☐ 보호자의 기분을 금방 눈치채고 행동을 조절한다. | (F) |
| ☐ 상황에 따라 행동이 꽤 독립적이다. | (T) |
| ☐ 보호자 기분에 따라 행동도 달라진다. | (F) |

## 4. 판단형(J) vs 인식형(P)

| 항목 | 성향 |
|---|---|
| ☐ 산책 시간과 식사 시간이 일정해야 편해한다. | (J) |
| ☐ 매일 새로운 산책코스가 더 신나 보인다. | (P) |
| ☐ 자기 물건(장난감, 쿠션 등)에 대한 고집이 있다. | (J) |
| ☐ 상황에 따라 즉흥적으로 행동하는 편이다. | (P) |

## 5. 결과 보기

- **항목에서 더 많이 체크한 알파벳을 조합해 보세요.**
  - E + S + F + P = ESFP (사교적인 관심쟁이)
  - I + N + F + J = INFJ (감성 깊은 힐링견)
  - E + S + T + J = ESTJ (질서정연 리더견)
  - I + S + T + P = ISTP (조용한 관찰자 스타일)

### 상황별 강아지 MBTI 유형. "우리 아이는 이런 스타일이에요."

| 행동 | MBTI 유형 | 설명 |
|---|---|---|
| 주인 눈치 보며 걸어요. | ISFJ / INFJ | "우리 엄마 속도에 맞춰야지…." 한 걸음 한 걸음 보호자 템포에 딱 맞춰 걷는 감성천사. |
| 앞질러 가다 멈추고 기다려요. | ENFJ | "엄마~ 얼른 와! …근데 괜찮아?" 리더십은 있지만 챙김도 많은 보호자 챙기는 리더견. |
| 혼자 방방 뛰며 내 갈 길 간다! | ESTP / ENFP | "세상은 놀이터야!" 줄이 팽팽해지는 건 일상, 호기심 폭발형 강쥐. |
| 냄새에 몰입해서 멈추지 않아요. | ISTP / INTP | "이 풀 냄새… 처음 맡는 건데?" 냄새 하나에 10분, 천천히 그리고 아주 깊게. |
| 지나가는 사람마다 꼬리를 흔들어요. | ESFP / ENFP | "저 사람이랑도 친해질 수 있어!" 사람 보는 재미로 사는 사회성 만렙 관종견. |
| 모든 강아지에게 짖어요. | ESTJ / ENTJ | "이 구역의 질서는 내가 지킨다!" 자기 영역에 대한 경계심이 아주 뚜렷한 지휘견. |

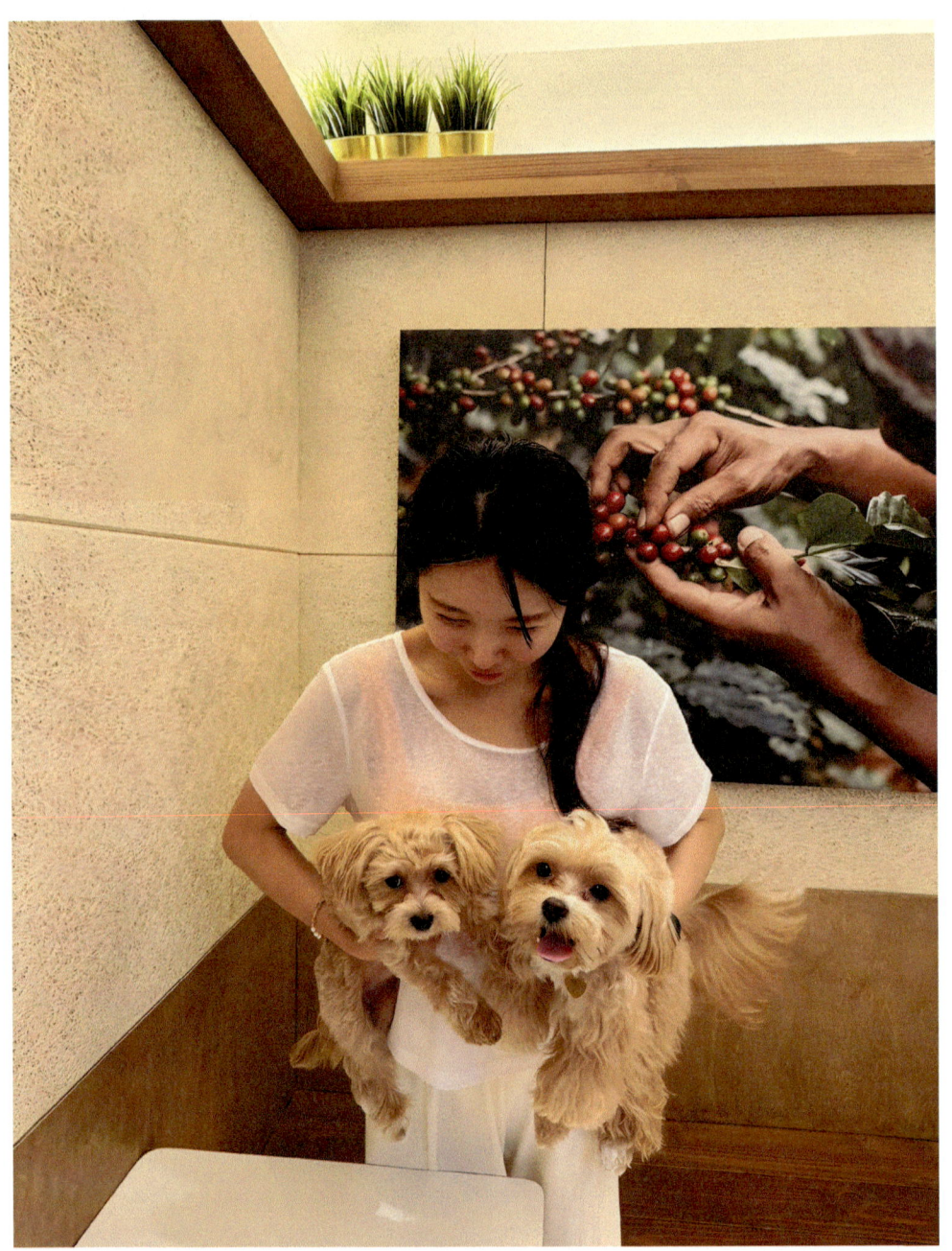

# 2. 요가 소도구를 강아지 장난감으로 활용한 요가

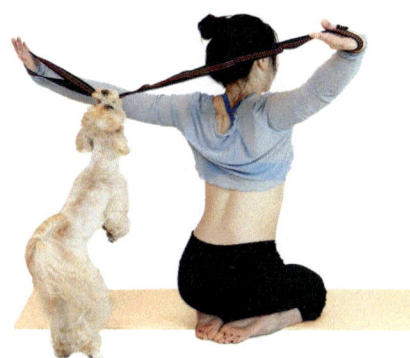 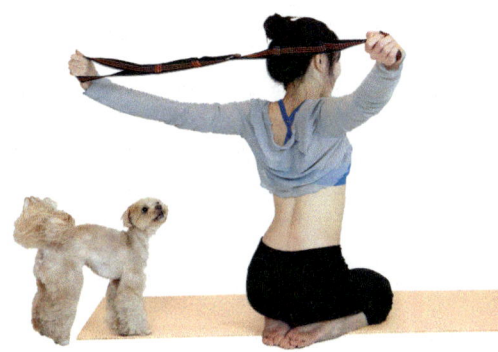

### 댕댕이 스트랩 트위스트(Strap Twist with Puppy)

무릎을 꿇고 앉은 상태에서 한 손은 뒤로 뻗고, 반대 손은 등 뒤에서 스트랩을 잡아 어깨와 가슴을 열며 상체를 회전하는 자세입니다.

스트랩 끝은 강아지의 리드줄 또는 간식용 장난감에 연결되어 있어 강아지가 장난 삼아 당기며 자연스러운 교감이 일어납니다.

**효과**
- ▶ 반려견: 트랩을 통해 놀이처럼 자연스럽게 보호자에게 집중
- ▶ 보호자: 어깨 후면 및 가슴 근육 스트레칭, 척추 회전 능력 향상

**유의 사항**
- 스트랩을 너무 강하게 당기지 않도록 보호자가 조절해야 합니다.
- 척추가 꼬이지 않도록 좌우 골반 균형을 유지하며 회전합니다.

부록

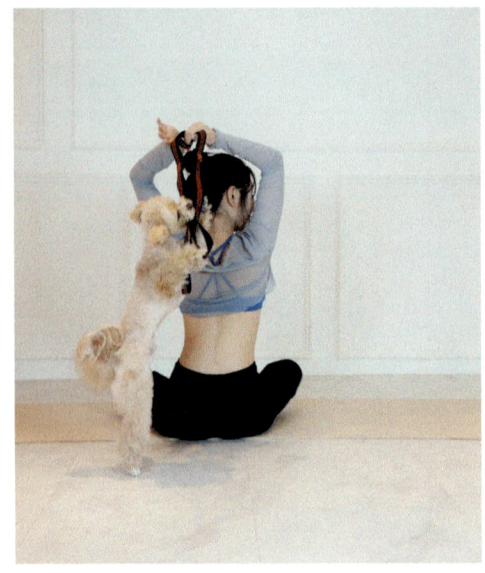
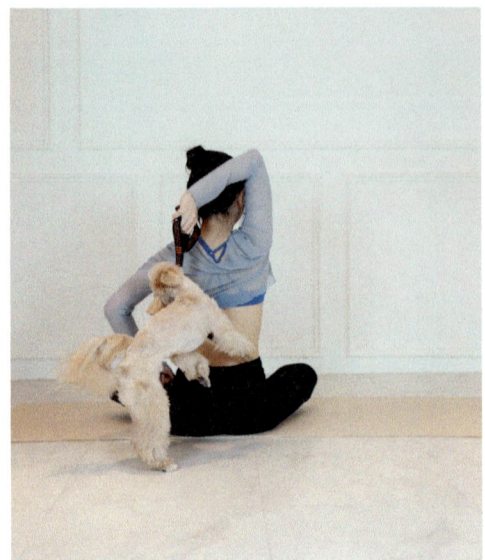
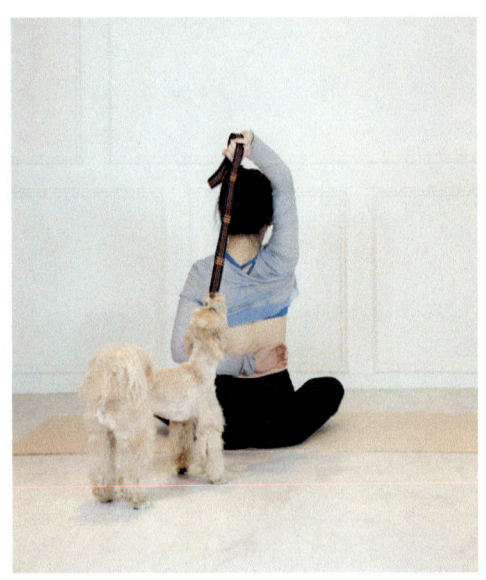
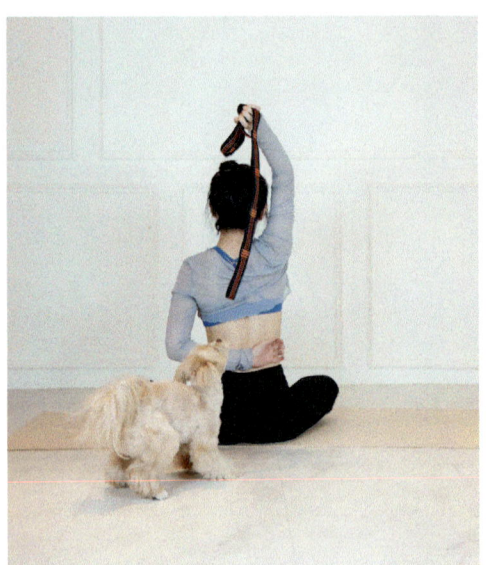
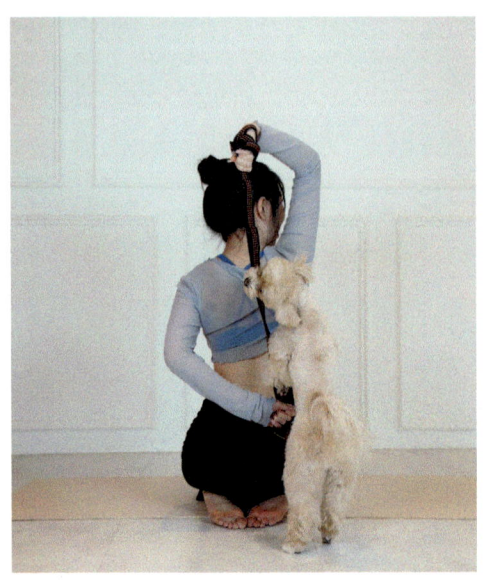

# 3.
# 슬개골 탈구 예방법
— 소형견 보호자라면 꼭 알아야 할 무릎 건강 수칙

- **예방법 1: 미끄럼 방지**
  - 마룻바닥 대신 러그, 요가매트 깔기
  - 무릎 충격 완화에 필수!

- **예방법 2: 체중 관리**
  - 과체중은 무릎 관절에 큰 부담
  - 건강 간식 & 꾸준한 운동(도그요가!) 중요

- **예방법 3: 갑작스러운 점프 금지**
  - 침대·소파에서 뛰어내리기 X
  - 강아지 계단이나 램프 설치 추천

- **예방법 4: 슬개골 강화 스트레칭**
  - 뒷다리 마사지, 고관절 가볍게 돌려 주기, 다리 벌리기 동작으로 관절 유연성 높이기

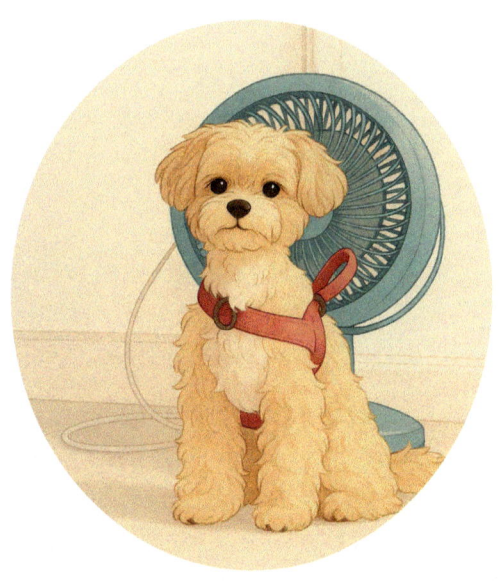

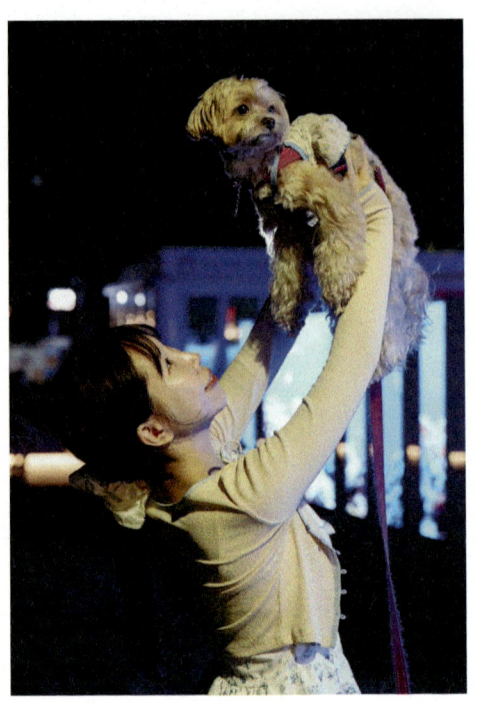

## 4. 요가 전·후 체크리스트
— 보호자와 반려견을 위한 도그요가 준비 체크 & 마무리 체크

- **요가 전 체크리스트:**
  1. 반려견이 배변을 마쳤나요?
  2. 오늘 강아지 컨디션은 어떤가요? (무기력/예민함/활동적)
  3. 보호자의 마음 상태는 평온한가요?
  4. 매트, 수건, 물, 간식 준비 완료했나요?
  5. 반려견에게 "이제 우리 요가해 볼까?"라고 말하며 예고했나요?

- **요가 후 체크리스트:**
  1. 반려견의 호흡, 심박수는 편안한가요?
  2. 관절에 무리가 간 부분은 없는지 체크했나요?
  3. 함께했던 요가 시간에 대해 "잘했어."라는 말과 포옹으로 마무리했나요?
  4. 스트레칭이나 마사지로 쿨다운 해 줬나요?
  5. 보호자도 자신의 몸을 한번 체크하며 쉼과 감사를 느껴 보셨나요?

# 5. 도그요가 클래스 안내
# (체험/온라인 클래스 팁 포함)

## 🐾 서보영 요가 클래스 구성

### 01 도그요가(Dog Yoga)

반려견과 함께하는 베이직 요가 수업입니다.

반려견을 품에 안고, 옆에 누워, 함께 호흡하며 차분하게 진행됩니다.

- 반려견의 긴장을 풀고 심리적 안정 유도
- 보호자의 부드러운 스트레칭과 정렬 교정
- 초보자도 안전하게 참여 가능
- 명상, 호흡, 마사지 포함
- **추천 대상**: 소형견과의 교감이 필요한 보호자, 반려견 입문 요가

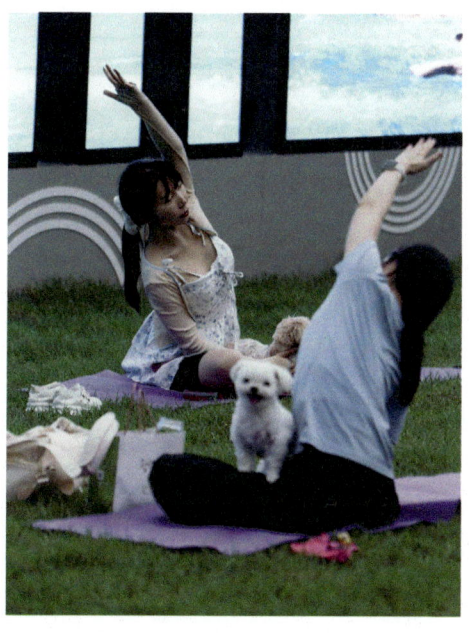

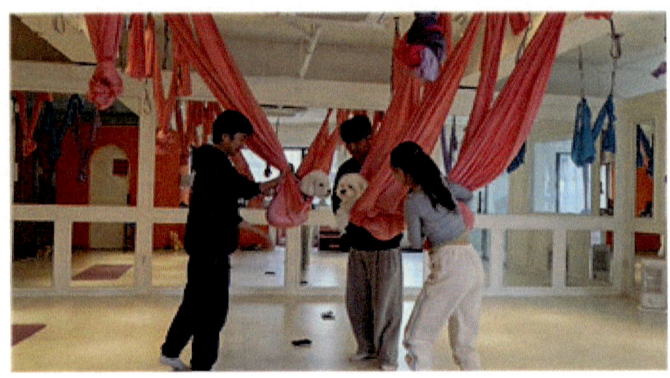 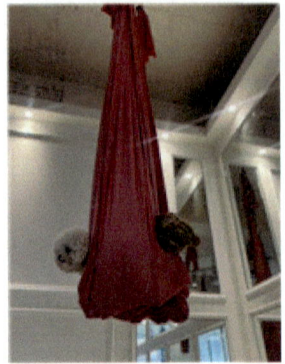

## 02 도그 플라잉 요가(Dog Flying Yoga)

반려견을 태우고 플라잉 해먹 위에서 진행되는 다이내믹한 요가 클래스!
서보영 요가만의 시그니처 수업으로, 보호자와 강아지 모두에게 잊지 못할 경험을 선사합니다.

- 해먹 위에서 즐기는 안전한 공중요가
- 보호자 코어 강화, 하체 안정성 향상
- 강아지의 균형감각, 신체 감각 향상
- 포토제닉한 요가 동작으로 추억까지 남기기
- **추천 대상**: 기본 도그요가 수강 경험이 있는 보호자, 활발한 성향의 소형견

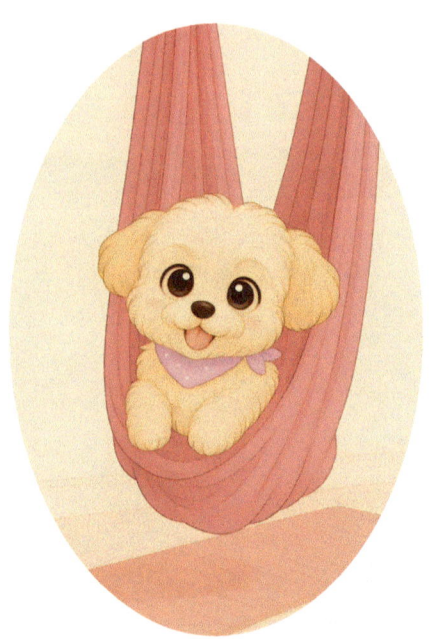

- **클래스 특징:**
  - 소수정예 1:1 또는 2~3팀 소그룹 진행
  - 강아지와 보호자의 신체 특성 및 감정 상태 맞춤 지도
  - 반려견의 스트레스 신호 파악 및 이완법 전문 지도
  - 다양한 아사나(자세) + 반려견 마사지 + 교감 놀이 통합 구성

- **클래스 장소:**
  - 서보영 요가 (강남 언주역 인근)
  - 층고가 높고 쾌적한 스튜디오에서, 강아지가 마음껏 움직일 수 있는 안전한 공간에서 진행됩니다.

- **클래스 후기:**
  - "우리 강아지가 처음으로 저를 계속 바라보며 긴장을 풀었어요."
  - "사진도 너무 예쁘게 나와서 액자로 만들었어요!"
  - "요가와 강아지 산책을 동시에 한 느낌이에요."

강아지도 '나와 함께' 숨 쉬는 시간

도그요가는 단순한 운동이 아닙니다.
반려견과 나, 둘만의 호흡이 하나 되는 시간,
서보영 요가 도그요가 클래스에서 만나 보세요.

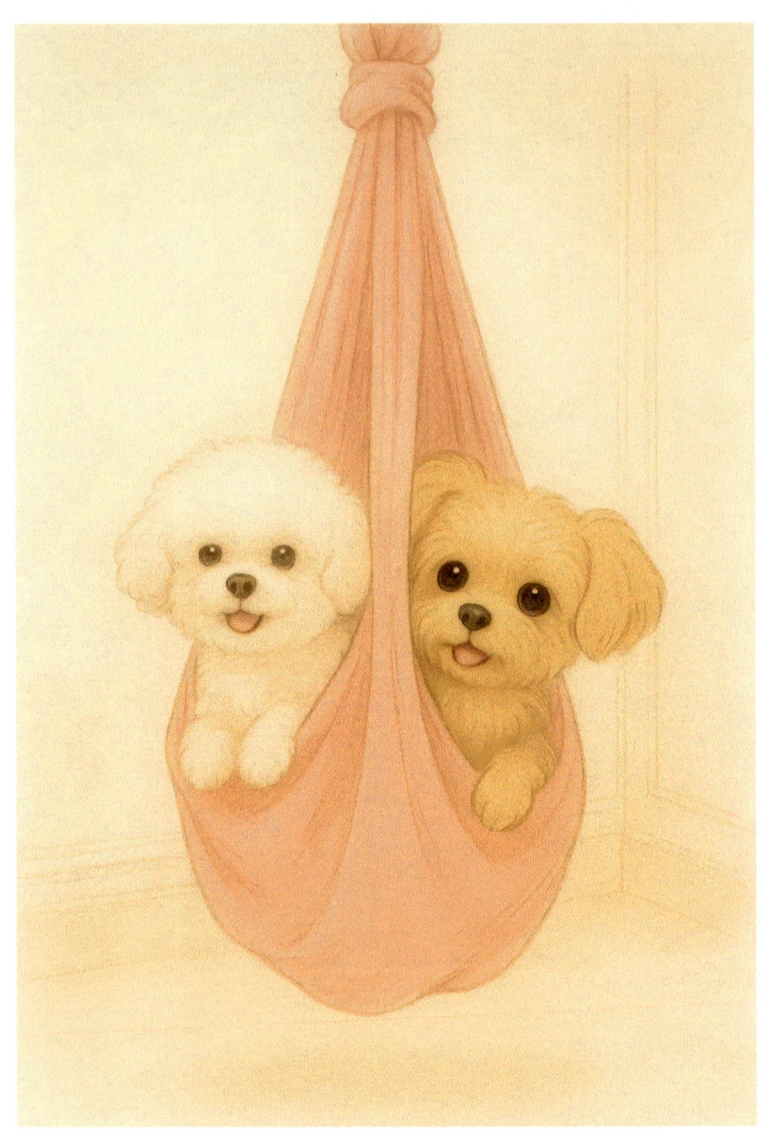

강아지에게 날개가 있다면?
"하늘을 나는 듯한 교감, 도그 플라잉 요가"

반려견이 해먹 위에 앉아 당신의 품을 믿고 올라탑니다.

조심조심, 살짝 떨리는 발끝…. 하지만 곧 하늘을 나는 듯 편안한 표정을 짓죠.
작고 소심했던 아이가 어느새 "나도 할 수 있어!" 하고 말하는 것처럼.
도그 플라잉 요가는 강아지의 자신감을 길러 주는 요가 클래스입니다.

해먹 위에 올라서는 **'균형 감각 훈련'**

보호자와의 밀착 교감으로 **'정서 안정'**

신체를 자연스럽게 사용하는 **'움직임 자극'**

살짝 무거운 아이들에겐…? 놀면서 **'다이어트!'**

보호자와 강아지, 둘이 함께 만드는 **'하나의 아사나'**

서보영 요가의 도그요가는 단순한 포즈 따라 하기가 아닙니다.

"내 몸이 편해지니, 아이도 함께 릴렉스해요."

보호자의 체형 정렬, 복부/골반 강화

반려견 마사지와 이완으로 깊은 안정감

가벼운 명상과 힐링 사운드로 마무리

작은 몸짓 하나에도 보호자의 감정을 읽는 우리 아이.

내가 웃으면, 꼬리가 흔들립니다.

내가 편안하면, 그 눈빛이 말해 줍니다.

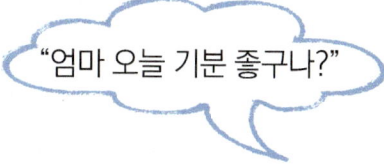

"엄마 오늘 기분 좋구나?"

### 이런 분께 추천해요!

✓ **소심하거나 낯가림 있는 아이**
→ 해먹 위 성공 경험으로 자신감 up!

✓ **비만이 걱정되는 반려견**
→ 무리 없이 땀나는 움직임으로 체중 관리

✓ **반려견과 특별한 추억을 만들고 싶은 보호자**
→ 사진, 영상 모두 예쁘게 나와요! (인생샷 각)

✓ **내 마음도, 아이 마음도 돌보고 싶은 요가인**
→ 운동 + 명상 + 교감, 3박자 힐링

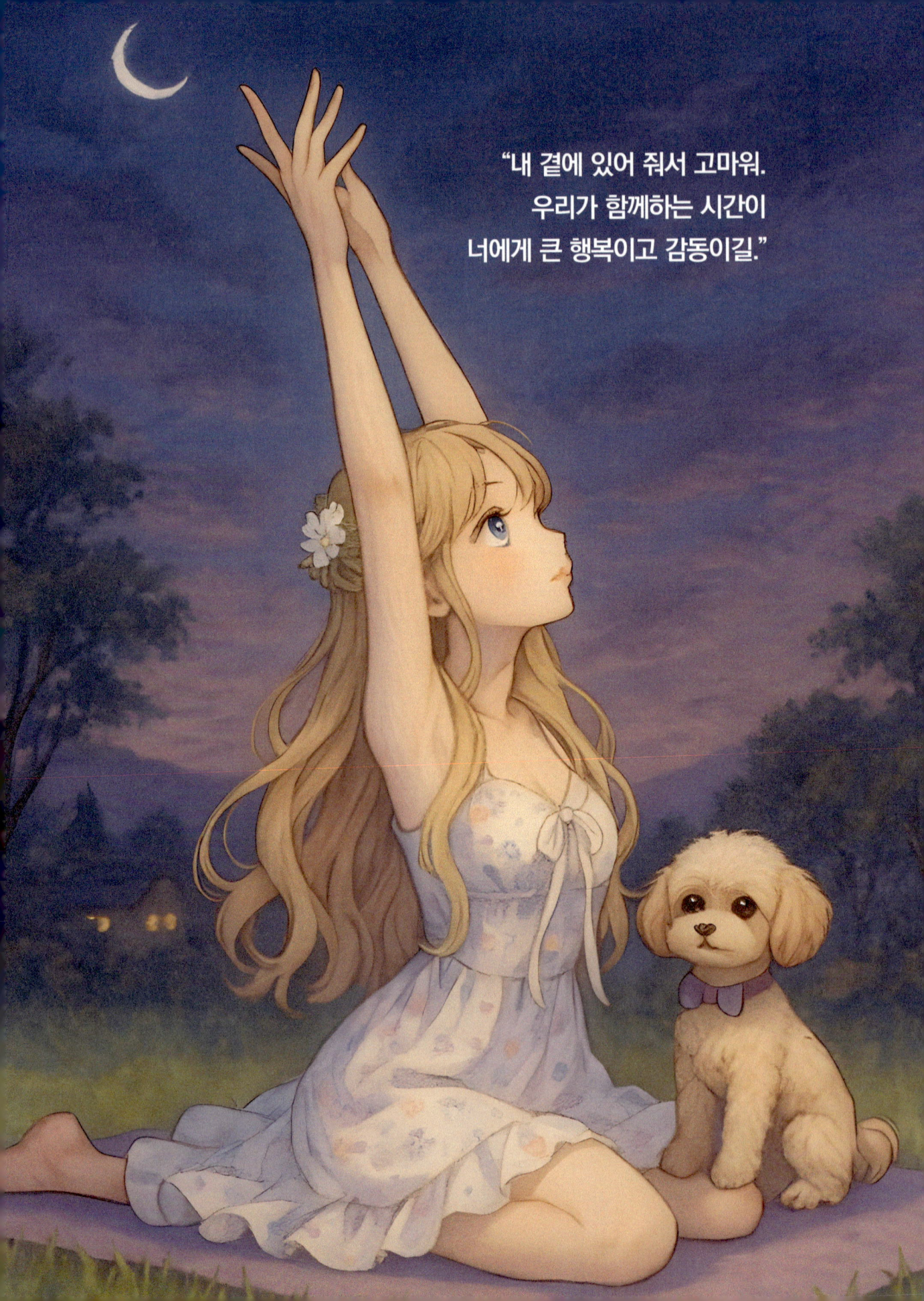